Le Traitement des Plaies

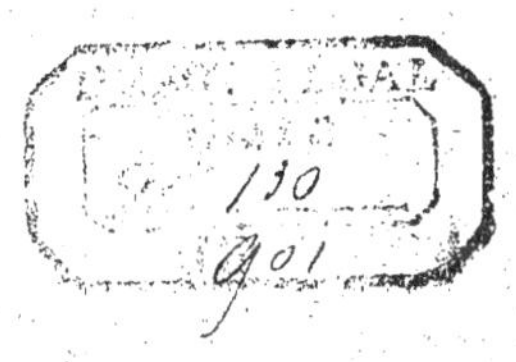

Dr A. GOTTSCHALK.

Le traitement des Plaies

Étude historique

Contributions bactériologiques

Pansements modernes

PAR

Le Dr A. GOTTSCHALK

ANCIEN EXTERNE DES HOPITAUX DE PARIS

LIBRAIRIE MÉDICALE ET SCIENTIFIQUE
JULES ROUSSET
PARIS. — 36, Rue Serpente. — PARIS
(EN FACE LA FACULTÉ DE MÉDECINE)

1901

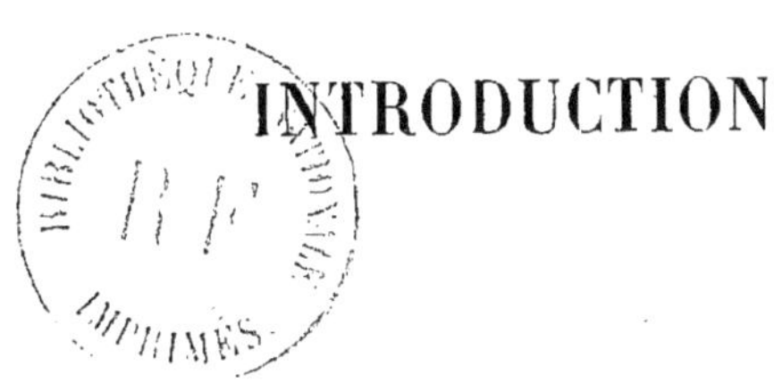

INTRODUCTION

Le traitement des plaies est une question qui est toujours à l'ordre du jour; elle a dominé toute la chirurgie pendant de longs siècles et c'est grâce aux pansements modernes que la chirurgie contemporaine a pu prendre un essor aussi considérable.

Avant les temps modernes, le pansement était institué non pas seulement pour garantir la plaie des injures extérieures, mais encore il devait avoir, grâce à sa composition, une influence sur le travail de cicatrisation. Après les découvertes de Pasteur, les ferments figurés étant reconnus les causes uniques de la suppuration et des diverses complications des plaies, tout le traitement est dirigé contre eux, soit qu'on veuille les tuer par des corps chimiques, soit au contraire, qu'on s'évertue à empêcher leur pénétration dans la plaie. En pratique, deux cas peuvent donc se présenter : ou bien la plaie ne contient pas de microbes, et alors un pansement protecteur, purement aseptique, suffit; ou bien la plaie est déjà contaminée, suppurante ou non, et il faut agir sur les germes qui y sont contenus et chercher à les anéantir.

Telle était, il y a encore fort peu d'années, la pratique de la plupart des chirurgiens.

Un certain nombre de recherches, que nous verrons dans le cours de ce travail, sont venues démontrer que les plaies, même opératoires, n'étaient aseptiques que rarement, et que les moyens antiseptiques dont nous disposons sont insuffisants.

Aussi la tendance actuelle est-elle de supprimer le plus possible les antiseptiques chimiques du traitement des plaies.

Ces idées n'étant pas encore admises par tous les chirurgiens, et aucun travail d'ensemble n'ayant paru sur ce sujet, en français du moins, si nous exceptons le remarquable rapport de M. Lejars au dernier Congrès international de médecine, nous avons cru faire œuvre utile en choisissant cette étude pour notre thèse.

Nous avons divisé notre travail en trois parties : dans la première nous passerons en revue les divers traitements proposés dans la série des siècles qui nous ont précédés, cherchant à déterminer surtout quelles étaient les théories qui commandaient les pansements et les idées que se faisaient nos ancêtres sur le rôle du chirurgien dans la cicatrisation des plaies.

La deuxième partie est consacrée aux recherches bactériologiques qui conduisent aux pansements modernes et nous avons successivement étudié la flore microbienne de la peau saine, celle des plaies faites aseptiquement et celle des plaies accidentelles. Dans la troisième partie, après avoir fait l'étude critique du traitement des plaies, en séparant l'action chimique des antiseptiques des conditions physiques du pansement, nous avons cherché à établir quelle était, selon les idées actuelles, la meilleure thérapeutique à opposer aux accidents que peuvent amener les plaies.

HISTORIQUE

CHAPITRE I

Les Pansements dans l'Antiquité.

La plupart des arts immédiatement utiles à notre espèce ont une origine commune : la nécessité. C'est dire que l'histoire des pansements remonte certainement aux premiers âges de l'humanité.

Il est évident que le premier soin de l'homme primitif fut de remplacer pour la partie blessée, sa couverture naturelle, peau ou muqueuse, par des substances artificielles, molles et souples, pour garantir la plaie contre les injures extérieures. Par cela il voulait diminuer ou abolir le premier symptôme, celui qui lui en imposait le plus : la douleur.

Très vite il dut se rendre compte qu'il pouvait encore par ce même pansement hâter la guérison en rapprochant les lèvres de la plaie et en arrêtant l'hémorrhagie par la compression du bandage. Bientôt il voulut faire plus, et nous voyons chez les Egyptiens déjà employer des substances diverses, souvent dégoûtantes, empruntées au règne minéral, végétal ou animal, dans le but d'accélérer la force médicatrice de la nature. Il est fort probable que les premières substances employées furent des plantes, « on se servit ensuite de beurre et de miel » dit Paracelse, « parce que la vache ou l'abeille se nourrissant de ces même simples, en absorbait également la vertu curative ». On se servit aussi de la résine découlant naturellement des arbres et par le mélange de ces substances on fit des onguents et des pommades. D'autres substances eurent, toujours pour le même auteur, une origine professionnelle. Les chaudronniers arrêtaient l'hémorrhagie avec la limaille de cuivre, les forgerons avec de l'oxyde de fer, etc., etc.

On se servit aussi de graisses animales, de la moelle des os, d'huiles diverses qui, distillées par les alchimistes, donnèrent les baumes.

Quel que soit le mode de traitement employé, deux faits d'observation sautaient aux yeux : 1° Qu'une plaie dont les lèvres ne sont pas écartées guérit facilement en peu de jours, laissant après elle une cicatrice fine et linéaire.

2° Qu'une plaie qui ne se ferme pas tout de suite, dont les lèvres restent béantes, se remplit d'une masse ressemblant à de la chair : le tissu de granulation, et laisse écouler un liquide crémeux : le pus. Ce n'est que lorsque les granulations ont entièrement rempli la plaie qu'elle commence à se recouvrir de peau et que s'arrête l'écoulement du pus. Il est de toute évidence que ce second mode de guérison est le moins favorable, il prend plus de temps, laisse une cicatrice plus large, souvent gênante ; il faut par conséquent chercher à obtenir le premier, ce qui se fait, par analogie avec les raccommodages domestiques, en cousant les lèvres de la plaie.

Cependant, malgré cette précaution, on n'arrivait pas toujours au résultat cherché et deux questions dominent tout le traitement des plaies, par conséquent toute la chirurgie :

1° *Pourquoi certaines plaies guérissent-elles sans réaction aucune et d'autres n'arrivent-elles à la cicatrisation qu'après suppuration abondante et retentissement de l'état général?*

2° *Comment peut-on faire pour avoir toujours le premier mode de guérison et éviter le second?*

L'étude des divers procédés de pansements et des idées théoriques qui ont conduit à ces pansements va nous donner les solutions qu'ont cherché à donner à ces questions les chirurgiens des temps passés (1).

Epoque préhistorique. — De toute la période préhistorique il ne nous reste naturellement aucun renseignement direct, bien que tout porte à croire que la chirurgie devait être assez active, témoin des fractures parfaitement consolidées trouvées sur des squelettes du Quaternaire et les crânes trépanés de la Lozère et du Pérou. Le seul moyen que nous avons de nous faire une

(1) KRŒNLEIN. — *Ueber Wundbehandlung in alter und neuer Zeit.* Zurich, 1886. — Meyer und Zeller.

idée sur ce sujet consiste à nous adresser à des peuplades qui se trouvent encore aujourd'hui au même degré de culture que nos ancêtres de l'âge de pierre : Australiens, Polynésiens, habitants de la Terre de Feu, Esquimaux.

D'après les explorateurs dignes de foi (von Micklucho-Macklay, J. Mac Gillwray) (1), on est étonné de les voir pratiquer avec leurs couteaux de pierre ou d'os, des opérations qu'en pays plus civilisé un médecin ordinaire n'hésiterait pas à envoyer à un chirurgien de profession. Le pansement des plaies ne semble cependant pas à la hauteur d'une chirurgie aussi interventionniste, il consiste le plus souvent en application d'écorces d'arbres, de noix de coco ou encore d'un morceau de viande ou de la cervelle d'un animal fraîchement tué. Il est fort possible que les lacustres de l'Europe centrale ou les Incas du Pérou aient agi d'une façon analogue.

Les pansements en Orient et en Egypte. — Si les crânes trépanés des tombeaux de l'âge de pierre, les rondelles crâniennes de la Lozère, et peut-être quelques instruments de silex de forme douteuse d'ailleurs, sont les seuls jalons qui nous restent des époques préhistoriques de nos pays, la lecture des livres sacrés des peuples les plus anciennement cultivés de l'Orient nous témoigne qu'aux bords du Gange, de l'Indus, de l'Euphrate ou du Tigre, mais plus spécialement du Nil, l'art de guérir avait acquis une place importante. Les Hindous, les Persans, les Egyptiens avaient parmi leurs prêtres non seulement des médecins instruits mais encore

(1) Cités par Krœnlein, *loco cit.*

des chirurgiens de mérite. Les opérations plastiques des Hindous, les interventions oculaires des Egyptiens excitent encore aujourd'hui notre étonnement. Le traitement des plaies ne peut prétendre à la même louange ; sur ce terrain régnait l'empirisme grossier basé sur les superstitions des prêtres. Il est même curieux de constater que certains remèdes contre les blessures, décrits dans des papyrus égyptiens datant de plus de 3.000 ans, sont encore à l'heure actuelle la base de la thérapeutique des charlatans, des rebouteurs et des commères !

Les différents topiques conseillés sont : l'urine humaine, les matières fécales, les excréments du chien, du porc ou du chat, la graisse de renard ou de blaireau, le fiel de bœuf, la chair du lézard ou du serpent.

Toute cette médication bizarre et dégoûtante se retrouve dans les écrits du moyen-âge et il n'est pas rare d'en rencontrer encore des restes de nos jours.

Les pansements en Grèce avant Hippocrate. — Les Grecs, même aux époques les plus reculées de leur histoire, possédaient des chirurgiens expérimentés ; aux temps héroïques de la guerre de Troie déjà, l'armée grecque possédait un service médical, Fröhlich (1) fait remarquer que les fils d'Esculape (que l'Iliade considère non comme un dieu, mais comme un simple mortel), Podalyre et Machaon, ont un rang important dans l'armée, qu'Achille et Patrocles avaient été instruits dans l'art de panser les blessures, et il va même jusqu'à considérer l'auteur de l'Iliade comme remplis-

(1) Frœhlich. — *Die militær Mèdicin Home'rs*, Stuttgardt, 1879.

sant des fonctions médicales ! Quoiqu'il en soit, ce dernier ouvrage nous cite 147 blessures diverses, avec l'énorme mortalité de 77 °/₀.

Xénophon nous raconte aussi que dans l'armée de Sparte les médecins occupaient un rang très élevé.

Hippocrate. — Toutes ces données sont assez vagues et il nous faut aller jusqu'au ve siècle avant notre ère pour arriver aux écrits d'Hippocrate, qui constituent l'ouvrage le plus important non seulement de l'Hellade, mais de toute l'antiquité, et qui offrant une mine inépuisable aux médecins de la Grèce, de Rome, du moyen-âge et des temps modernes, dominèrent toutes les sciences médicales pendant plus de 2000 ans. Nous pouvons même dire avec Krœnlein (1) qu'aucune amélioration, qu'aucune modification heureuse n'a été apportée au traitement des plaies dans la série des siècles qui sépare le grand médecin de Cos du milieu du xixe. Et pour un blessé, les chances de guérison étaient sensiblement les mêmes, qu'il fût traité par les chirurgiens du ve siècle avant l'ère chrétienne à Athènes, ou au i[er] siècle après J.-C, à Rome, au viie à Alexandrie, au xie en Espagne ou au xiiie en Italie (2).

(1) *Loc. cit.*

(2) Il nous reste, pour nous rendre compte de la pratique d'Hippocrate, non seulement ses écrits, mais encore des figures du temps. La plus connue est la coupe dite de Sosias (artiste du ve siècle et par conséquent contemporain d'Hippocrate) qui trouvée à Vulzi en Italie en 1828 dans des fouilles faites sous la direction du prince de Canino, est actuellement au musée de Berlin. Voici la description qu'en donne le duc de Luynes (in Annales de l'Institut de correspondance archéologique,

C'est dans les œuvres d'Hippocrate que nous trouvons pour la première fois mentionnée *l'influence nocive de l'air sur les blessures* : « L'air agit en refroidissant la « partie lésée, il en crispe les bords, les rend calleux, « empêche le bon mélange du pus, laisse accumuler les « tumeurs, favorise leur reflux, favorise les congestions « en bouchant les pores, en coagulant les liquides, en « mettant obstacle au mouvement » (1).

Comme traitement des plaies il recommande de laisser écouler le sang un certain temps, de laver la blessure avec du vin et d'appliquer comme pansement une éponge imbibée d'eau pure, vinaigrée ou salée, suivant les cas. Il ne faut pas cependant abuser de l'humidité car « ce qui « est sec est plus près de l'état sain et ce qui est humide « est plus près de l'état malade ». Le pansement doit être fait avec promptitude, légèreté, aisance et élégance; malgré l'influence de l'air, il doit être renouvelé assez

Paris 1830. Vol II, page 238) : « Au milieu dela coupe on voit « deux figures armées, l'une imberbe, la tète couverte d'un « beau casque, fléchit le genou pour envelopper le bras gauche « d'un guerrier barbu qui, coiffé d'un pileus et l'épaulière de « sa cuirasse détachée, est assis sur son bouclier. La tête du « guerrier blessé convulsivement tournée en arrière, sa jambe « droite contractée et la gauche fortement étendue, indiquent « une vive douleur ; il maintient de la main droite le bandage « que le jeune héros agenouillé serre avec une précaution et « une attention manifestes. Auprès du blessé, une flèche à la « pointe tordue est jetée à terre et paraît avoir causé sa souf- « france. On lit sur la tête du jeune homme ΑΧΙΛΕΥΣ et sur « l'autre ΠΑΤΡΟΚΛΟΣ. Leurs armes sont de la même espèce « et formées de lames et d'écailles, ornées de grecques avec un « soin minutieux qui se trouve dans les moindres détails. »

(1) Petrequin. — *La chirurgie d'Hippocrate.*

souvent pour empêcher dans la plaie le séjour de l'humidité et du pus. Il considère la suppuration comme indispensable, mais la limite dans toute la mesure de ses moyens.

Dans certains cas il emploie des cataplasmes de graines de lin ou de plantes écrasées dans du vin ; il ne se sert d'onguents et de corps gras que pour les plaies en voie de guérison.

De plus il recommande encore au blessé de garder l'immobilité, de suivre un régime léger et de s'abstenîr de vin.

Il remarque que les plaies guérissent mieux pendant les saisons chaudes.

Celse. — D'Hippocrate nous devons passer à Celse (1), non point qu'il ait manqué de chirurgiens dans l'intervalle. Mais si nous connaissons les noms de quelques-uns d'entre eux, leurs œuvres ne nous sont pas parvenues.

Celse, qui représente à peu près les idées de l'école d'Alexandrie, n'ajoute aux théories hippocratiques que quelques considérations sur l'influence des saisons. Les températures extrêmes sont nuisibles ; le printemps est l'époque la plus favorable aux blessures, etc. Comme traitement il indique une foule de médicaments : hémostatiques, agglutinatifs, astringents, maturatifs, suppuratifs, détersifs, rongeants, corrosifs, caustiques, escharrotiques, discussifs, attractifs, expulsifs, lénitifs, incarnatifs, etc., etc., que les chirurgiens du moyen-âge n'auront garde d'oublier ! C'est vrai qu'il ajoute qu'on

(1). Vedrènes — *Traité de médecine de Celse.*

peut fort bien panser une plaie sans médicaments étrangers, recherchés ou composés, et que souvent une éponge imbibée d'eau suffit.

Il cherche par ce pansement à remplir les deux indications suivantes : faire l'hémostase, et éviter l'inflammation. Pour ce, il faut d'abord tamponner avec un linge sec, faire de la compression avec une éponge humide ou faire des applications de vinaigre. Si ces moyens ne suffisent pas, il faut lier les vaisseaux dans la plaie, et dans les cas désespérés employer la cautérisation. Pour prévenir l'inflammation, il faut laisser saigner un certain temps, après quoi, la plaie étant soigneusement nettoyée de tous les corps étrangers et du sang coagulé, il faut réunir (*longe optimum est vulnus glutinari*) ; suivant les cas il faut suturer ou non.

Le pansement est renouvelé au troisième jour. Si la plaie est indolente, réunie ou légèrement tuméfiée, on applique les mêmes topiques ; si l'inflammation est intense, et qu'il n'y ait plus d'espoir de réunion, il faut s'adresser aux suppuratifs. L'eau chaude devient alors nécessaire pour résoudre les engorgements, ramollir l'induration et activer la formation du pus.

La plupart des médecins compilateurs de l'époque de Trajan, *Actius, Paul d'Egine*, n'ajoutent rien d'important aux préceptes d'Hippocrate et de Celse. *Oribase* panse les plaies avec du vin, de l'eau vinaigrée ou miellée, des cataplasmes de feuilles de chêne, de saule ou de chou. Il emploie aussi les escargots et les vers de terre pour recoller les nerfs.

Galien. — L'œuvre considérable de Galien est surtout

consacrée à la physiologie et à la thérapeutique. Au point de vue qui nous occupe, il pousse extrêmement loin la division des différentes sortes de plaies; il améliore l'hémostase, parle de la compression digitale et de la torsion des artères. Quant au reste, son traitement est le même que celui de Celse.

CHAPITRE II

Les pansements au moyen-âge et pendant la renaissance

Les Arabes. — Après la prise d'Alexandrie, les Arabes reconstituèrent bientôt l'étude de la médecine. Ils traduisent les seize livres de Galien alors en usage dans cette ville (ce qui donne à penser que l'incendie de la bibliothèque n'aurait pas été aussi complet que le ferait supposer le mot historique du Calife Omar !) et pendant quelques siècles, ce sont eux qui tiennent le premier rang en médecine ainsi, d'ailleurs, que dans les autres sciences.

Bien que *Rhazès*, *Jean Mesné*, *Halyabbas*, *Avenzoar* se soient occupés de chirurgie, ce sont surtout *Abulcassis* et *Avicenne* qui sont connus à ce sujet.

Abulcassis (1) (*Aboul-Kazem*), qui vivait à Cordoue vers 1013, est le premier qui écrivit un ouvrage vraiment

(1) LECLERC. — *La chirurgie d'Abulcassis*. Paris, J.-B. Baillère, 1861.

scientifique de chirurgie, avec reproductions d'instruments ; il emprunte beaucoup à Paul d'Egine.

En ce qui concerne les blessures, il recommande, si l'hémorrhagie n'a pas été suffisante, de saigner du côté opposé, et si la blessure siège à la tète, de saigner la veine céphalique. S'il survient de l'inflammation, il faut appliquer du coton trempé dans de l'huile de roses, pure ou associée au vin astringent. Si la plaie n'est pas altérée par l'air, appliquer un pansement sec, avec la poudre suivante : *encens*, *sangdragon*, *ââ* une partie ; *chaux vive* ou *éteinte*, trois parties. Si la plaie s'est altérée par son exposition à l'air, il faut appliquer des onguents ou des cataplasmes.

Avicenne. — Sans ajouter rien d'essentiel à Hippocrate, à Galien ou à Paul d'Egine, il poussa jusqu'à son extrême limite l'art des divisions fastidieuses, des définitions à perte de vue, ce qui explique son autorité sur tout le moyen âge.

Nous trouvons chez tous les Arabes le goût des formules bizarres et compliquées qu'ils ont sans doute hérité de l'Ecole d'Alexandrie.

Leur influence en médecine fut considérable pendant tout le moyen âge où l'étude de cette science consistait surtout à commenter Galien et Avicenne.

La chirurgie est cependant, avant tout, un art d'observation. Aussi n'est-il pas étonnant de rencontrer de temps à autre un praticien qui s'élévera contre les superstitions et les traditions et basera sa thérapeutique sur l'observation.

Ecole de Salerne. — Au XIe siècle brille déjà d'un

vif éclat, en Italie, l'Ecole de Salerne et au XIIe nous pouvons noter les noms des chirurgiens *Roger de Parme*, *Roland*, *Jamier*, qui écrivirent chacun un traité de chirurgie ; celui connu sous le nom de *Traité des Quatre maîtres* n'est qu'un commentaire de Roland. Leur traitement des plaies consistait à les faire suppurer et nous retrouverons leur doctrine dans d'autres auteurs.

Ecole de Bologne. — Au siècle suivant l'école de Bologne tient le premier rang en chirurgie. Nous y voyons professer successivement *Hugues de Lucques*, *Brunnus de Longuabuco*, *Téoderic dei Borgogni* et *Guillaume de Salicet*.

Teoderic ou *Theodoric* est intéressant à plusieurs points de vue ; au sujet du traitement des plaies, il s'élève contre la pratique de Roger, de Roland et de leurs principaux élèves, pratique qui consiste à sonder la plaie, à y appliquer des tentes et des mèches pour amener la suppuration. Il considère cela comme une grande faute. Car « cela ne signifie rien autre que de gêner la nature à « amener la maladie où elle le désire, à empêcher l'ac- « colement des bords de la plaie, à rendre plus difficile « la cicatrisation et ce qui est plus grave, il arrive sou- « vent qu'en farfouillant et en traitant ainsi une bles- « sure, on arrive, avec toutes ses peines, à transformer « une plaie superficielle en une plaie profonde et fistu- « leuse. »

C'est la première fois que nous voyons la suppuration considérée comme une complication du cours normal des plaies.

Jusqu'alors elle avait toujours été considérée comme

une condition naturelle, presque physiologique du travail de cicatrisation.

Les successeurs de Theodoric, *Guillaume de Salicet* et son disciple *Lanfranc* qui vint dans la suite professer à Paris, furent moins catégoriques que lui. Cependant cet essai de thérapeutique rationnelle, nous n'osons pas dire aseptique, fut introduit en France par **Henri de Mondeville** ou *d'Hermondaville* et cela non sans peine :

« Il est périlleux, dit-il, pour un chirurgien d'opérer autre-
« ment que ne le font d'habitude les autres chirurgiens, nous
« l'avons éprouvé pour le traitement des plaies selon la mé-
« thode de Theodoric, maître Jean Pitard et moi, qui avons les
« premiers apporté cette méthode en France, et l'avons em-
« ployée les premiers à Paris et dans diverses guerres, contre
« l'avis de tous, en particulier des médecins. Nous avons enduré
« bien des dédains et des paroles honteuses de la part du peuple,
« et de la part de nos confrères les chirurgiens, bien des me-
« naces et des périls. De certaines personnes et des médecins,
« tous les jours et à chaque nouveau pansement, nous avons
« supporté des discours et des paroles si violentes que, à demi-
« vaincus et fatigués de tant d'opposition, nous aurions presque
« renoncé à ce traitement et nous l'eussions complètement
« abandonné sans l'appui du Sérénissime comte de Valois.
« Mais ce prince nous est venu en aide ainsi que quelques
« autres personnages qui nous avaient vu dans les camps soi-
« gner les plaies suivant cette méthode. De plus, nous étions
« soutenus par la vérité, mais si nous n'avions été forts en la
« foi, renommés auprès du roi, médecins royaux et quelque peu
« lettrés, il nous eût fallu nécessairement abandonner ce trai-
« tement. »

(1) Chirurgie d'Henri de Mondeville. Edition Nicaise.

A l'époque de Mondeville il y avait donc deux sortes de traitement des plaies : celui des anciens et celui de Théodoric, ou des modernes, modifié par H. de Mondeville.

Les anciens admettent que la suppuration est nécessaire et si elle ne se produit pas, il faut la provoquer. Ceci établi, quand ils se trouvent en face d'une plaie, ils laissent d'abord écouler une certaine quantité de sang, afin de prévenir les complications inflammatoires (érysipèle, etc.), puis ils sondent la plaie, la débrident, mettent des tentes ou des plumasseaux de charpie imbibée de blanc d'œuf. En même temps le malade est soumis à un régime sévère, dont la viande et le vin sont exclus et on lui donne une potion chirurgicale, un vulnéraire, dont la tradition existe toujours encore dans le peuple.

Théodoric et les modernes cherchent à éviter la suppuration. On arrête aussitôt que possible l'écoulement du sang, on ne sonde par les plaies, ou du moins très rarement, on ne débride pas, on ne met pas de tentes, au contraire on suture et réunit immédiatement, et cela surtout pour éviter le contact de l'air regardé comme cause de la suppuration. Une fois la plaie débarrassée des corps étrangers et suturée, on fomente avec des plumasseaux imbibés de vin en comprimant en quelque sorte les lèvres pour faire sortir toute l'humidité. Cela fait, on applique des plumasseaux de charpie et des petites compresses de chaque côté de la ligne de réunion pour comprimer le fond de la plaie ; par-dessus on applique un pansement sec et un bandage. La suture n'était d'ailleurs employée que quand la réunion était impossible autrement.

Mondeville perfectionna encore cette méthode; il n'enlève pas les corps étrangers, ne sonde jamais, réunit immédiatement, fomente avec du vin chaud et après avoir desséché avec des étoupes, il applique un emplâtre.

Dans les plaies de poitrine il va encore plus loin, il applique un emplâtre spécial, fendu au niveau de la plaie pour laisser écouler l'exsudat qui est absorbé par un plumasseau d'étoupe sec. On recouvre le tout d'un second emplâtre qui joue le rôle du makintosck dans le pansement de Lister.

Après sa mort (1320), ce traitement fut d'ailleurs abandonné et 50 ans plus tard, Guy de Chauliac en parle avec un certain dédain. Ce dernier auteur ayant été le chirurgien le plus considérable du XIVe siècle, nous pouvons nous faire une idée assez exacte de l'état de la science à son époque en lisant ses œuvres.

Les pansements au XIVe siècle. — Guy de Chauliac. — Tout d'abord il nous indique les différentes doctrines qui avaient cours alors, laissons-lui la parole :

« Les sectes qui couraient de mon temps parmy les « opérateurs de cet art, outre les deux générales, qui « sont encore en vigueur, scavoir est, celle des *Logiciens* « et celle des *Empiriques* (réprouvée de Galen au *Livre* « *des sectes* et par toute la *Thérapeutique*) furent cinq :

« La *première* fut de Rogier, Roland et des quatre « Maistres, qui indifféremment à toutes plaies et apos- « tèmes procuraient sanie ou suppuration avec leurs

« bouillies et paparots : se fondant sur cela du cinquième « des Aphorismes, *les laxes sont bons et les cruds mau-* « *vais.*

« La *seconde* fust de Brun et de Théodoric qui indiffé- « remment desseichèrent toutes playes avec du vin seul, « se fondant sur cela du quatrième de la *Thérapeutique* : « *Le sec approche plus du sain, et l'humide du non* « *sain.*

« La *troisième* secte fust de Guillaume de Salicet et « de Lanfranc qui voulant tenir le milieu entre ceux-cy « pensoient toutes playes avec unguents et emplastres « doux se fondant sur cela du quatrième de la *Thérapeu-* « *tique* que la curation a un seul moyen que soit traitée « seurement et sans douleur.

« La *quatrième* secte est de tous les gendarmes ou « chevaliers theutoniques et autres suivant la guerre : « lesquels avec conjurations et breuvages, huiles, laine, « et feuilles de choux, pensent toutes playes, se fondant « sur elles, que Dieu a mis sa vertu aux paroles, aux « herbes et aux pierres.

« La *cinquième* secte est des femmes et de plusieurs « idiots (1) qui remettent les malades de toutes maladies « aux saints tant seulement, se fondant sur cela : le Sei- « gneur me l'a donnée ainsi qu'il luy a plû ; le Seigneur « me l'ostera quand il lui plaira; le nom du Seigneur soit « béni, amen (2). »

Quant à lui il admet que les plaies doivent suppurer et ce n'est que quand la perte de substance est comblée

(1) IDIOT.E. — *Le populaire* (Daremberg).
(2) GUY DE CHAULIAC. — Edition Nicaise, page 15.

par des chairs nouvelles, c'est-à-dire par ce que l'on appela des bourgeons charnus, que la suppuration s'arrête et que la cicatrisation commence.

Le chirurgien a un rôle actif ; il doit aider la nature :

« L'intention commune en toute solution de continuité, est « union. Et c'est l'indication premier cognüe d'un chacun, « prise de l'essence du mal, qui commande de rejeter le con- « traire par son contraire. Laquelle intention générale et pre- « mière, est accomplie par deux : par nature comme du prin- « cipal ouvrier, qui opère avec ses vertus, et convenable « nourriture : et par le médecin, comme serviteur opérant avec « cinq intentions qui sont l'une à l'autre subalternes.

« La première commande oster les choses étrangères s'il y « en a entre les parties divisées.

« La seconde, ramener les parties distantes l'une à l'autre.

« La troisième, de contregarder les parties mises en leur « forme et ramenées ensemble en un.

« La quatrième, de conserver et préserver la substance du membre.

« La cinquième, enseigne de corriger les accidents (1) ».

Il indique les cas où il faut suturer et dans ces cas il recouvre la ligne de suture de plumasseaux d'étoupe, secs ou imbibés de liquides variés, destinés à : « conser- « ver la chaleur naturelle et à esboire les immondices » ; ou bien il se sert de la poudre d'Abulcassis ou de bol d'Arménie.

Dans d'autres cas, il recommande de ne pas réunir et d'appliquer des tentes ou des mèches, principalement quand la plaie est profonde, compliquée de corps étran-

(1) Edition Nicaise, p. 206.

gers ou contuse, ou altérée par l'air ; à plus forte raison quand elle suppure.

Quoiqu'il admette avec Galien que la guérison des plaies est pour beaucoup le fait de la constitution du blessé, il préfère intervenir d'une façon active. « Pour ce, « disait Hyppocras aux premiers des Prognostics, que « des meilleures choses est user de prévoyance ». Aussi donne-t-il quelques indications de la saignée, des purgations, des remèdes vulnéraires dont il n'est cependant pas très partisan. Par contre il a une haute idée des onguents et il recommande toujours au chirurgien d'en porter toujours cinq sur lui : « Savoir est le *basilicon* à « meurir, *celuy des apostres* à mondifier, *le blanc* à conso- « lider, *le doré* à incarner et le *dialthœa* pour adoucir. »

Quant au traitement proprement dit des plaies, voici sa façon d'agir :

« La *playe profonde et occulte* est bien souvent guérie « par cousture et convenable ligature, et si cela ne se « fait, Galen commande au temps ensuy vant par effluxions, « et controuverture et figure convenable. Avicenne en- « tend la figure estre convenable que l'orifice de la « playe soit toujours au bas et le fond en haut afin que « la sérosité en puisse librement sortir. S'il n'est possible « de donner figure convenable, soit fait controuver- « ture. »

Les *plaies avec perte de substance* doivent être pansées avec des onguents « régénératifs de chair » (sarcotiques, incarnatifs). Dans les plaies contuses, altérées par l'air, douloureuses et apostémeuses, il faut favoriser la suppuration avec des maturatifs (mauves cuites, racines de guimauve) ou mettre une tente de charpie trempée dans de l'huile rosat ou l'onguent des apôtres.

Quant aux plaies fraiches, il les lave avec du vin ou de l'alcool, qui avait été découvert peu auparavant par le médecin hermétiste *Arnaud de Villanova* (par Rhazès pour d'autres).

« D'après Arnaud, les playes fraisches lavées d'eau « ardent, reçoivent bientôt l'effet de guérison ; car elle « est fort desseichante. »

Nous voulons citer ici quelques-unes des formules de ces emplâtres dont nous entendons parler si souvent, qui montrent jusqu'où les Arabes et les Arabistes poussaient l'amour des remèdes compliqués!

Voici celle d'un *emplâtre attractif* « de merveilleuse composition et d'admirable vertu » dû à Avicenne et dont la vertu est « d'attirer les matières des membres nobles et profonds aux « ignobles et manifestes. »

P. R. des grains qu'on trouve en la palme,
du borax rouge,
sel ammoniac,
aristolochie crétique,
racine de concombre sauvage,
gomme albotin (qui est térébenthine)—de chacun vingt drachmes,
poivre noir et blanc,
ammoniac,
amome,
xylobalsame—de chacun six drachmes,
encens masle,
myrrhe,
résine seiche—(qui est la colophonie),

aldalbat (on appelle ainsi le stellion et laizard)—de
chacun dix drachmes,
laict de l'arbre meurier, dix drachmes,
cire, trente drachmes,
graisse de chèvre, quinze drachmes,
crasse d'huile de lin, tant qu'il y en ait assez,

Voici la recette du *Grand Diachylon* d'Heben Mesué « éprouvé à résoudre et à amollir toute dureté ».

P. R. Du litharge pilé et criblé, six onces,
huile d'irin (glaïeul),
« de camomille,
« d'aneth, de chacun quatre onces,
mucilage de guimaulve,
« de fenu grec,
« de graine de lin,
« de figues,
et suc d'iris,
« de scille,
æsype (ou suint de laine),
glu alcamli (c'est le glu duquel on prend les oiseaux),
de chacun six onces et demie.
térébenthine, une once et demie,
résine de pin,
cire jaune, de chacun une once.
Soit fait comme il appartient et qui veut y ajouter :
du bdellion,
du serapin,
et ammoniac, de chacun une once, ce sera le diachylon
gommé.

Celle de l'*onguent des apôtres*, modificatif de premier ordre que Guy recommande souvent.

P. R. Cire blanche,
résine.
ammoniac, de chacun quatorze drachmes,

opopanax,
verd de gris, de chacun trois drachmes,
aristolochie ronde,
encens, de chacun six drachmes,
myrrhe,
galban, quatre drachmes,
bdellion, six drachmes,
litharge neuf drachmes,
huile commun, deux livres.

Citons encore l'*onguent Ægyptiæ*.

P. R. du miel, une livre,
du vinaigre, demi-litre,
verd de gris, une once,
alun, deux onces.

« Soient cuits au feu jusqu'à ce qu'ils deviennent épais et rouges. Et de ce il est appelé bicolore. Et par ce le cuit est moins suspect que le crud qui demeure tout verd. Car les onguents verds sont diffamez du peuple. Et avec ce il est merveilleux, d'autant que après l'opération il perd sa rougeur et revient à sa verdeur, ce que le vulgaire croit être fait de la malice du mal. »

D'autres emplâtres contiennent des vers de terre pilés (emplâtre des vers de Lanfranc), voire même des chats ou des chiens nouveau-nés.

Les pansements au XVIe siècle. — Le traité de chirurgie de Guy de Chauliac fut longtemps classique, aussi sa thérapeutique fut-elle celle de ses successeurs.

Ambroise Paré, deux siècles plus tard, ne nous montre pas de bien grands progrès dans cette branche, si ce n'est qu'il chercha peut-être un peu plus souvent la réunion par première intention.

« Le chirurgien, dit-il, pour la curation des plaies doit se « proposer une commune indication, qui est union des parties « divisées, laquelle est notoire même aux idiots, car ce qui est « séparé montre facilement qu'il doit être rejoint, d'autant « qu'union est contraire à division. »

Le chirurgien doit donc : 1° Enlever les corps étrangers ; 2° approcher les labies ensemble ; 3° les conserver jointes ; 4° garder la température des parties, et 5° corriger les accidents.

« Par choses étranges nous n'entendons pas seulement ce « qui sera venu extérieurement comme flèches, dards, balles, « bourre et aultres, mais aussi ce qui dépendrait du corps et « demanderait à être osté comme sang caillé, chair dilacérée, « fragments ou esquilles d'os, lesquelles choses empêchent « l'action de nature. »

Les tentes causent de la fluxion, douleur et souvent de l'apostème. Aussi recommande-t-il de n'en user que dans les cas de corps étrangers.

Les médicaments doivent être dessicatifs et astringents, afin de contenir les labies ensemble et prohiber la fluxion ; il recommande : la poix, l'aloès, la sarcocolle, le bol d'Arménie, la terre sigillée, le sang dragon, la térébenthine ordinaire ou de Venise, la gomme élémi, le suc de plantain, la farine, etc.

Contre la douleur il faut des médicaments stupéfactifs : huile de pavots, mandragore, cataplasme d'hyosquiame et d'ozeille, etc.

Avant lui la pharmacopée employait beaucoup comme topiques les macérations d'aromates dans du vin, ou dans de l'eau-de-vie, les onguents préparés à chaud avec des résines, des essences ou des sels minéraux: vitriol blanc (sulfate de zinc), couperose verte (sulfate de cuivre), sels mercuriaux. C'était en somme une chirurgie plus antiseptique que celle de Dupuytren ou de Velpeau.

Paré commence à mettre en honneur les topiques gras, « suppuratifs et pourrissants », comme il les appelait, et inaugure cette funeste ère chirurgicale des cataplasmes et du cérat qui durera plus de deux siècles.

Les blessés de Paré, et ses adversaires ont bien su le lui reprocher aigrement de son temps, souffraient moins sur l'heure, mais mouraient beaucoup par la suite d'accidents où il est facile de reconnaître l'infection purulente. Au siège d'Hesdin, au siège de Rouen surtout, la mortalité fut si effroyable qu'elle obligea Paré à modifier sa pratique. « Je fus contraint, dit-il, de laisser les sup-« puratifs et d'user au lieu d'iceux, de l'onguent Ægyp-« tiac, de l'onguent mercuriel camphré et aultres. » (*Le voyage de Rouen 1562.*)

Nous avons vu qu'au XIIIe siècle Théodoric préconisait un traitement plus rationnel des blessures; de même nous voyons à côté d'Ambroise Paré, chirurgien célèbre et officiel, d'autres praticiens plus modestes, obtenir de meilleurs résultats que lui avec des moyens plus simples: Brantôme (1) nous raconte qu'un « maistre Doublet, « chirurgien de M. Nemours, emportait en ce temps la « vogue des chirurgiens de France, et fit dans Metz

(1) Edition Elzévirienne, 1878, t. VI, p. 53. Voir à ce sujet un article de M. le professeur Follet in *Chronique Médicale*, 1899, n° 20, p. 653.

« d'étranges cures. Et chacun allait à luy bien qu'y « fust Maistre Ambroise Paré tant renommé depuis et « tenu pour le premier de son temps. Et toutes ces cures « les faisait, le dit Doublet, par simple linge blanc et « belle eau claire, venant de la fontaine ou du puy. Mais « sur elle il s'aidoit de sortilèges et de paroles charmées « comme il y en a encore aujourd'hui force gens qui « l'ont vu qui l'assurent ». Il ajoute même qu'un gentilhomme de ses amis, nommé Sainct Just d'Allègre, s'en mêlait de même et s'offrit à Orléans de panser Mgr le duc de Guyse qui y fut blessé mortellement « et gageoit « sa vie qu'il le gueriroit. Ce prince ayma mieux mourir « que de s'ayder pour guérison d'un tel art diabolique « et offenser en cela Dieu ».

Cette pratique de Doublet ressemble à celle de Spencer Wells et de Bantock, opérant sans précautions antiseptiques, mais avec une propreté scrupuleuse.

Il était tout à fait dans la psychologie de l'époque, que le dévot prince de Guise, que Sainct Just d'Allègre, que Brantôme, et qui sait, que Doublet lui-même attribuassent à des maléfices ces cures incompréhensibles. Il n'en ressort pas moins de la courte, mais topique citation de Brantôme, que Doublet était un chirurgien propre.

A. Paré a vécu en contact avec Doublet dans Metz assiégée par Charles Quint, il l'a connu et mentionne fort loyalement « mainte cure merveilleuse de son confrère ». Paré était un observateur curieux et sagace, sinon un chirurgien de génie, comme le prétend Malgaigne d'une façon peut-être un peu exagérée, il n'a cependant rien compris aux résultats « merveilleux » de son modeste confrère que lui, premier chirurgien du roi, regardait vraisemblablement de haut, comme une façon de rebouteur. Cela ressort d'une façon fort probable de la vanité jalouse et de la raideur qui perce en tous ses écrits.

Pierre Franco (1). — (De Turriers en Provence,) qui écrivit vers 1501, suit sensiblement la même pratique; pour lui comme pour ses contemporains le pansement se compose de trois points :

1° Le *pansement proprement dit* : la plaie étant nettoyée, débarrassée des corps étrangers, le sang arrêté, était recouverte d'étoupes trempées dans du blanc d'œuf, quelques fois suturée en laissant un orifice pour le libre écoulement du pus;

2° Les *défensifs* ou *répercussifs* (huile rosat, blanc d'œuf), médicaments qui étaient appliqués autour de la plaie pour empêcher les humeurs chaudes d'arriver des autres parties du corps dans la plaie ;

3° Le *traitement général* consistant en saignées, purgations, hygiène et régime du blessé, et une potion vulnéraire. Le lendemain du premier pansement la plaie était lavée avec du vin ou de l'eau-de-vie et suivant les cas on y appliquait des emplâtres ou onguents : *Digestifs*, pour digérer les humeurs que la région modifiée par la blessure était devenue incapable de digérer.

Mondificatifs : pour éliminer les matières digérées, les superfluités et le pus.

Incarnatifs pour activer la formation de la chair.

(1) *Chirurgie de Pierre Franco*. Edition Nicaise, Paris 1885.

Consolidificatifs ou sigillatifs pour favoriser la cicatrisation, etc., etc.

Tous les chirurgiens de cette époque, *Pierre d'Argelata, Bertapaglia, Jean de Vigo, Fabrice de Hilden,* agissent de même.

Paracelse (1). — A l'étranger cependant une figure attire notre attention, c'est celle de *Theophrastus Bombast von Hohenheim*, qui né vers la fin du XVIe siècle à Einsideln en Suisse, se pose sous le nom de *Paracelse* en réformateur de la médecine et de la chirurgie.

Il eut de son temps une influence considérable, et malgré sa vantardise et l'immense opinion qu'il avait de lui, il n'est pas à nier qu'il ait fait faire des progrès à l'art de guérir.

Au sujet des plaies il avait une grande expérience, ayant accompagné fréquement les armées, et il se vante d'avoir en Romagne, dans les Pays-Bas, à Naples, à Venise ou en Danemarck, sauvé des milliers d'individus sans en avoir jamais perdu un seul.

On sait qu'il débuta dans son enseignement à Bâle en brûlant les œuvres de Galien et d'Avicenne, qu'il partit en guerre contre les charlatans et les médecins de son temps qu'il accuse de cacher sous des dehors pompeux le vide de leur intelligence.

« Le chirurgien, dit-il, doit être avant tout en état « de juger une plaie pour n'ajouter ni trop ni trop peu « aux vues de la nature. Ce n'est pas le chirurgien qui

(1) Wolzendorf. — *Die Feldchirurgie des Paracelsus. Deutsche Zeitschrift für Praktische Medicin*, 1876, n° 46; voir aussi : L. Durey, *Etude* sur l'œuvre de Paracelse, *Thèse*, 1899-1900.

« guérit les blessures, mais la nature avec son baume. « Le chirurgien doit suivre la nature, car elle ne suit « pas le chirurgien...

« ...Le baume ou mumie qui cicatrise les blessures « existe dans l'organisme, il est détruit par la suppuration...

« Le pansement bien compris donne à la nature paix « et repos et elle guérira d'elle-même. Le traitement « n'est pas dirigé contre la blessure, mais contre les in- « fluences vénéneuses des éléments extérieurs ».

Pour le pronostic il attribue une grande importance aux données astrologiques, mais ne néglige cependant pas les signes cliniques : « C'est un mauvais signe, si le « blessé a de l'insomnie, de l'inquiétude, de la soif, s'il a « des crampes ou s'il entend mal, s'il grince des dents, « respire péniblement ou présente de l'écume dans la « bouche ».

Il demande « qu'un chirurgien ne se borne pas à lier, « à couper ou à cautériser », il demande aussi à allier l'étude de l'alchimie avec celle de la chirurgie, et il blâme fort les médecins de l'ignorer, « ils ont, dit-il, les armes « en main, mais ne savent s'en servir ». Il se vante de posséder, lui, les deux sciences.

La guérison des plaies est donc le fait de la nature, mais elle a besoin d'aide et de nourriture, ce qu'on lui fournit par le régime, les remèdes vulnéraires et les médicaments externes.

Comme régime il demande un certain degré d'abstinence. Car « une vie déréglée, la fréquentation des « femmes, l'exercice immodéré, l'excès de nourriture ou

« de boisson défont facilement ce que fait le meilleur « traitement, et les médecins qui permettent ces exagé- « rations à leurs blessés méritent de recevoir un man- « che à balai sur les reins. »

L'alimentation doit être légère, surtout si le blessé est affaibli par une forte hémorrhagie, les aliments doivent être pris souvent et par petites quantités à la fois ; comme boisson il permet le vin coupé d'eau et recommande de ne pas laisser les blessés avoir soif, il ordonne encore quelques laxatifs et donne une potion vulnéraire qui le plus souvent consiste en vin dans lequel ont macéré différentes plantes : feuilles de pervenche, d'asperule, de buis, de trèfle, de muguet, etc.

Comme traitement local, il ne veut pas qu'on applique pendant trois jours du blanc d'œuf et qu'on panse ensuite avec des résines fortes, qui donnent lieu à l'inflammation, à des brûlures, et à des symptômes plus graves encore ; si cela a déjà eu lieu, il ne faut pas hésiter à jeter ces médicaments par la fenêtre et panser suivant ses prescriptions.

Il s'oppose aussi aux sutures, qui font violence à la nature, sont brutales, font souffrir et torturent le blessé. C'est cependant un bien vieil usage. Mais que lui importe ! la folie n'est-elle pas vieille comme le monde ! Si la couture des plaies était nuisible au blessé, elle ne l'était pas toujours au chirurgien, certains d'entre eux se faisant payer un écu par point de suture ! Or « les méde- « cins n'ont pas été créés par Dieu pour amasser de grands « trésors, mais pour le secours des malades. »

Il s'élève ensuite contre les pansements trop rares,

malpropres et d'odeur infecte, qui étaient alors courants (il ne faut pas oublier qu'à cette époque la « naissance » de vers dans une plaie était une complication ordinaire) !

Le premier point du traitement est de nettoyer la plaie et de la maintenir propre. « Comme le chien « lèche sa plaie, l'homme du commun et de tout temps « lave les siennes avec de l'urine, du vin, de l'eau salée « ou des sucs de plantes. »

Il faut ensuite occasionner au blessé le moins possible de douleurs, il ne faut pas fouiller et sonder la plaie avec des instruments, il faut la badigeonner légèrement avec un baume et mettre ensuite un emplâtre agglutinatif. Si la plaie a bon aspect, sans inflammation, induration, chaleur ou hémorrhagie, on peut employer une poudre contenant du bol d'Arménie, de la gomme adragante, de la noix de Galle, de l'alun, de la rouille, etc. Le pansement doit être changé fréquemment après 12 heures, quelquefois même, après 8 heures déjà : « Car « le pus et la mauvaise odeur ne doit pas croître en la « plaie. »

Dans les plaies profondes, faites par instruments piquants, il place le blessé de telle façon que l'orifice de la blessure soit en bas, et si malgré cette précaution il s'amasse du pus, il y fait des injections avec du vin.

Son ami et contemporain *Félix Wurtz*, chirurgien renommé de Bâle, emploie les mêmes procédés que lui, il flétrit également en termes amers la façon d'agir de la plupart des chirurgiens de son temps qui, après avoir trempé des chiffons dans des baumes, des huiles ou des pommades, les enfoncent avec force entre les sutures et nettoyent une plaie comme un projectile nettoie le canon de l'arme.

Nous voyons donc qu'il se fait une sorte de réaction contre le traitement classique, que les chirurgiens cherchent moins à diriger et à corriger la nature qu'à protéger simplement la plaie.

Et un point intéressant à ce sujet est l'étude de toutes les pratiques plus ou moins surnaturelles que nous voyons mettre en œuvre à cette époque.

Le rôle de la superstition et des remèdes miraculeux dans le traitement des plaies au moyen âge. — Un certain nombre et pour ainsi dire la généralité des médecins accordaient une grande importance aux influences astrologiques, nous voyons également éclore une foule de remèdes mystérieux empruntant leur action à des vertus occultes et magiques.

En effet, à côté des emplâtres, des onguents, des potions vulnéraires qui font rage à cette époque, surgissent des médications bizarres, semblables souvent à celles de la pharmacopée égyptienne et empruntées pour la plupart au règne animal. Ce sont la chair de grenouille, de crapaud, de serpent, le sang et la graisse humaine, les écrevisses, les vers de terre, le poil de lièvre brûlé, la corne de cerf rapée, le crâne humain, la mumie (liquide s'écoulant des momies embaumées), l'excrément de porc grillé, mélangé à du sang humain, et par dessus tout la moisissure qui croit sur les crânes, particulièrement sur ceux de pendus.

C'est de cette époque aussi que datent tous les remèdes

miraculeux, tous les talismans qui non seulement devaient guérir les blessures mais même agir à titre prophylactique et conférer l'invulnérabilité.

L'étude de ces superstitions est loin d'être dénuée d'intérêt; en effet, qu'un grand nombre de ces pratiques reconnaissent comme origine la bêtise du vulgaire ou la cupidité ingénieuse de quelques charlatans, cela est de toute évidence.

Comment caractériser autrement, par exemple, l'usage de se servir d'une écrevisse dans les plaies dues à des projectiles (flèches, balles, etc.) parce que l'écrevisse marchant à reculons aurait eu le pouvoir de faire suivre au projectile un trajet également rétrograde? Ou l'emploi de la graisse d'oie dans les engelures basé sur ce fait que l'oie ne souffre pas bien qu'elle ait constamment les pattes dans l'eau froide ou même sur la glace ?

De tous ces remèdes, celui qui eut la carrière la plus longue fut cet extraordinaire mélange de plus de 70 substances diverses, parmi lesquelles la chair de vipère, dû au royal empoisonneur, Mithridate du Pont, perfectionné par Andromaque, médecin de Néron, et qui sous le nom de Thériaque fut le remède universel de toutes les plaies empoisonnées pendant plus de 1800 ans, et tint une place importante en thérapeutique jusqu'à la Révolution.

Mais il est cependant impossible de ne pas voir que certains chirurgiens faisant ainsi une concession aux mœurs de leur temps en ont profité pour instituer, vis-à-vis des plaies, une thérapeutique très rationnelle.

Déjà Guy de Chauliac, après avoir recommandé

l'onguent ægyptiæ qui change de couleur au contact des sécrétions alcalines de la plaie, « ce que le vulgaire croit « être le fait de la malice du mal », ajoute qu'il s'est souvent fort bien trouvé de panser avec une lame de plomb mince, liée sur l'ulcère.

« Combien j'ai acquis d'honneurs par ce remède, celui- « là seul qui rien n'ignore le scait. Mais il faut feindre « qu'il y ait quelque autre grand artifice en eux, à « raison du vulgaire auquel rien ne semble précieux « sinon de grand coust ».

Nous avons vu également que Doublet, ce contemporain de Paré, qui obtenait d'excellents résultats en pansant ses plaies avec de l'eau claire, avait été accusé de pratiquer des sortilèges. Paracelse qui se vante de connaître des mots magiques à côté desquels la bénédiction, la conjuration ou le signe de croix ne sont que des enfantillages, semble aussi avoir souvent voulu simplement frapper l'esprit de son patient. Il recommande en effet dans certains cas de panser avec de l'eau salée, mais cette eau devait être préparée dans un bassin en étain et on devait y placer un fil, filé par une vierge, et on devait prononcer les caractères suivants : b, s, r, q, k, x.

C'est dans la même catégorie qu'il faut mettre le pansement à l'eau bénite ainsi que certaines poudres mystérieuses dont une pincée jetée dans l'eau en faisait immédiatement un topique de premier ordre, et le fameux « *Unguentum Armarium* » (1), onguent de

(1) Wolzendorf. — Der Aber und Wunder Glaube in der Chirur-

formule très compliquée, contenant du sang et de la graisse humaine et qui était destiné à panser non la blessure, mais l'arme qui l'avait produite ; ou en cas de défaut, un bâton entouré d'un linge imbibé du sang du blessé ; pendant ce temps la plaie était simplement lavée avec de l'eau ou du vin et bandée avec un linge propre ; la poudre sympathique de Digby était employée d'une façon analogue.

Le pansement des plaies par armes à feu. — Une discussion intéressante à suivre a également lieu à cette époque, nous voulons parler du traitement des plaies par armes à feu.

La poudre à canon connue déjà chez les Chinois au IIIe siècle après J.-C., se trouve décrite en 864 dans le traité de Marcus Grachus (1) ; d'après Frœhlich (2), le feu grégeois des Byzantins n'avait pas d'autre composition ; ce n'est cependant qu'après la publication de *Bacon* (1214-1294) que la poudre fait son apparition en Occident, et c'est probablement en Espagne qu'elle fut pour la première fois mise à profit, on trouve des armes à feu chez les Maures en 1256, chez les Castillans en 1308. Et en 1331 au siège d'Algesiras les deux partis avaient des canons.

Suivant d'autres versions, les premiers canons auraient été employés par Edouard III roi d'Angleterre contre Philippe VI roi de France, à la bataille de Crécy.

gie früherer Jahrzeiten. *Berliner klinische Wochenschrift*, 1872, p. 532-625.

(1) *Liber ignum ad comburendos hostes*, réédité à Paris en 1805.

(2) Einige des aeltesten Abhandlungen über Schusswunden, *Archiv. fur klin. Chir.*, 1883, t. 27.

Il ne faut cependant pas oublier que pendant longtemps les difficultés de transport et le peu de précision des armes nouvelles laissent encore une grande place aux armes blanches et aux flèches.

Le premier écrivain médical qui fasse mention des armes à feu est *Marcellus Cumanus*, Vénitien qui fit l'expédition de Malte. Nous trouvons ensuite l'ouvrage du chevalier teutonique *Heinrich von Pfolspeundt, Buch des Bündt Erztnei*, 1460. Comme traitement, ce dernier lave la plaie avec du lait de femme ou de chèvre, additionné de suc de plantes diverses ; si la plaie est étroite, il y place une tente imbibée du même mélange.

Après lui nous trouvons, toujours en Allemagne, *Braunschweig*, dont le traité publié à Strasbourg en 1497 porte le titre suivant : *Dis ist das Buch der Cirurgia, Hantwerk der Wundartzny von Hieronymo Brunswig* ; il extrait la balle avec une pince en forme de bec de cicogne, panse la plaie avec un mélange de blanc d'œuf, de poudre d'encens, de sang dragon, de coquilles d'œuf pilées et fait suppurer. Il applique alors des tentes métalliques qui sont de véritables tubes à drainage. Contre la douleur il donne aux blessés un breuvage opiacé.

Jean de Vigo (1460-1520 env.), médecin du cardinal Jules della Rovere, qui devint plus tard pape sous le nom de Jules II, fut longtemps considéré comme le premier auteur s'étant occupé des plaies par armes à feu ; si cette priorité lui a été enlevée par Pfolspeundt, il lui reste celle de la légende que ces blessures étaient empoisonnées. Il recommande l'extraction de la balle avec le tenaculum d'André de la Croix et cautérise ensuite avec de l'huile bouillante ou le fer rouge, ou encore recommande d'appliquer sur la blessure de la poudre à canon à laquelle on mettait ensuite le feu. Cette pratique n'a pas été immédiatement suivie par tous ses contemporains et *Hans von Gersdorf*, de Nancy, qui assista aux batailles de Grandson et de Morat, ne parle pas de la vénénosité de ces blessures. Cependant ce préjugé gagne du terrain et il faut arriver à Ambroise Paré pour le voir combattre, d'une façon d'ailleurs tout à fait fortuite, par ce chirurgien.

Dans le voyage de Thurin (1536) il nous raconte d'une façon naïve et pittoresque comment un soir de bataille, où il y eut beaucoup de blessés, l'huile « fervente » lui ayant manqué, il dut panser quelques-uns d'entre eux avec un « digestif fait de jaune d'œuf, huile rosat et térébenthine ». « La nuit suivante, « ajoute-t-il, je ne pus bien dormir, pensant que par « faute d'avoir cautérisé, je trouvasse les blessés, où « j'avais failli à mettre ladite huile, morts empoisonnés, « ce qui me fit lever de grand matin pour les visiter. « Outre mon espérance, trouvay ceux auxquels j'avais « mis le médicament digestif sentir peu de douleur à « leur playe, sans inflammation et tumeur, ayant assez « bien reposé la nuit. Les autres où l'on avait appli- « qué ladite huile les trouvant fébricitants, avec « grande douleur et inflammation aux envions de leurs « playes. Adonc je déliberay de ne jamais plus brusler

« ainsi cruellement les pauvres blessés de harquebuzade. » Paré a ainsi réfuté une erreur, démoli un préjugé. Mais le résultat de cette découverte négative a été l'institution d'une thérapeutique assez fâcheuse en somme; la cautérisation en revêtant les surfaces blessées d'une escharre les préservait d'une infection secondaire, tandis que le but de Paré était de provoquer la suppuration.

Quant à Paracelse, il ne considère pas les plaies par armes de guerre comme empoisonnées, il se borne à les traiter comme des brûlures. Quelquefois, il extrait la balle, dans d'autres cas, il la laisse, ayant vu des blessés en conserver sans inconvénient pendant 20 et 30 ans. Là aussi, il invoque les influences des astres et recommande des formules magiques, peut-être pour déguiser simplement son expectation !

Il est intéressant de remarquer, à propos de cette discussion entre les partisans de la vénénosité des plaies et leurs adversaires, que les mêmes procédés de traitement seront proposés, après la découverte de l'antisepsie, non plus pour combattre le poison mais pour désinfecter les blessures.

Si l'on n'emploie plus l'huile « fervente » ou si on ne saupoudre plus la plaie avec de la poudre à canon pour y mettre ensuite le feu, on se sert de nouveau du fer rouge ou de caustiques non moins violents : acide phénique concentré, teinture d'iode, trichlorure d'iode, etc. Là encore, les partisans de l'expectation, comme nous le verrons plus loin, obtiennent des résultats meilleurs que ceux qui mettent en œuvre une thérapeutique aussi brutale.

CHAPITRE III

Les pansements aux XVIIe et XVIIIe siècles

Jusqu'alors les chirurgiens avaient vécu sur cette idée qu'ils pouvaient avoir un rôle actif dans la cicatrisation des plaies. Il fallait, par conséquent, débrider, dilater, pour pouvoir appliquer les topiques nécessaires.

En effet, la plaie passait successivement par les cinq périodes : de maturation, de suppuration, de détersion, d'incarnation et de cicatrisation. Contre la tension des solides, effet de l'inflammation, on donnait au début des émollients ou des anodins, ensuite des suppuratifs. Après cela, on appliquait des détersifs pour mondifier et nettoyer puis des épulotiques ou sarcotiques pour régénérer des bonnes chairs et enfin des dessicatifs pour avoir une cicatrice ferme et durable.

Pour parer à toutes ces indications, il fallait panser fréquemment. Mais, en agissant ainsi, on multiplie le contact de la plaie avec l'air et nous verrons de plus en plus ce contact être envisagé comme la cause des accidents et des complications des plaies.

Magati et les pansements rares. — Un chirurgien italien, *César Magati* (1) (1579-1648), s'oppose à tous ces sondages, dilatations et débridements, il veut que la plaie ne soit pansée que le quatrième jour : « La tendance des plaies est la guérison ; ce qu'il faut éviter, « c'est le contact de l'air parce qu'il irrite la plaie, ce « sont les mouvements parce qu'ils dérangent le travail « d'agglutination, c'est l'ablation du pus qui est un « topique utile pour la réparation. » Il donne pour appuyer son procédé une foule de raisons, la dernière nous dispensera de citer toutes les autres : l'expérience lui a montré que les blessures guérissent plus vite et plus heureusement qu'avec l'ancienne méthode.

Belloste en 1696 dans son « *Chirurgien d'Hôpital* », adopte les idées de Magati, il condamne formellement l'usage des tentes et des pansements fréquents, il recommande également de ne jamais fouiller les blessures, ni avec le doigt, ni avec la sonde. Ainsi que *Fabrice d'Aquapendente*, il s'élève contre l'abus des sutures.

Pibrac, à peu près un siècle plus tard, reprend ce même sujet à l'Académie de chirurgie (2), il adopte les idées de Paracelse, de Magatus et de Belloste, dit que l'art doit se borner à favoriser la nature et à éloigner les obstacles qui pourraient l'empêcher d'agir utilement;

(1) *De rara vulnerum curatione seu de vulneribus raro tractandis*, 1616.

(2) Pibrac. — *Mémoire sur l'abus des sutures*, in *Mémoires de l'Académie de chirurgie*, Ed. Didot, Paris, 1774, t. IX, page 1.

il ne veut pas qu'on suture, et recommande de se servir de charpie sèche. Le pansement reste en place jusqu'à dix jours, après quoi on le change, mais sans violence et en laissant la charpie qui adhère à la plaie. Plus tard pour éviter cette adhérence il emploie le cérat et pratique alors le pansement qui fut si longtemps classique sous le nom de pansement simple, *pansement à plat*.

La peur du contact de l'air amène des exagérations ridicules, le pansement se fait dans un lieu soigneusement clos, quelquefois même le chirurgien va jusqu'à s'enfermer avec le blessé sous les rideaux du lit ; il recouvre les parties malades à mesure qu'il les met à l'air, etc.

On cherche aussi à préciser les causes du mauvais effet de l'air sur les plaies, pour certains auteurs l'air a une action *miasmatique* (Haller, Bordeu, Boerhave, Morgagni), aussi faut-il chauffer l'air pour détruire les miasmes.

Pour d'autres l'action de l'air est purement *mécanique* et c'est la pression atmosphérique qui agit (La Flize);et Van Swieten va même jusqu'à attribuer à cette pression atmosphérique l'exfoliation des os, cette opinion est combattue par Belloste, Ravaton et Quesnay.

Pour d'autres encore, l'air altère la lymphe plastique destinée à fournir des bourgeons charnus (Ledran).

Il coagule le sang dans les vaisseaux superficiels de la plaie et met obstacle à la suppuration (Chirac).

« Le poids et l'impression des pointes dont il est armé,
« frappant les parties malades, prenant les vaisseaux
« découverts avec force, les contond, les flétrit, les res-
« serre si violemment qu'il fait vicier la suppuration,
« la ralentit, la supprime même... La plaie se dessèche

« par absorption des sucs qui la recouvrent et privation « de leur renouvellement (Lombard) (1). »

D'autre part, dans le traitement des plaies, on s'occupe pour ainsi dire uniquement des bourgeons charnus, soit pour exciter leur formation, soit pour réprimer leur exubérance. Fabre et Louis en montrant que les chairs proprement dites ne se régénéraient pas suivant la croyance ancienne, ruinent définitivement cette théorie. Et l'Académie de chirurgie dans ses derniers jours cherche à simplifier les pansements, à supprimer tous les onguents, baumes et pommades de l'ancienne pharmacopée. Cette tendance ne fait que s'accentuer au siècle suivant.

(1) Académie de chirurgie, t. II, p. 328.

CHAPITRE IV

Les Pansements pendant la première partie du XIXe siècle.

Dans les guerres de la République et de l'Empire, les chirurgiens militaires, poussés par la nécessité, amènent bientôt la simplicité et la rareté des pansements à ses plus extrêmes limites. En 1772, à l'armée du Rhin, *Larrey* manquant de charpie emploie un linge fenêtré, recouvert d'une couche de mousse ou de feuilles sèches ; *Percy*, *Lombard*, remettent en usage le pansement à l'eau, avec des résultats satisfaisants.

Dans la pratique civile, le début du XIXe siècle est marqué par une période d'audace chirurgicale que n'excusent guère les résultats obtenus ; pouvait-il en être autrement dans les conditions où opéraient Dupuytren, Lisfranc ou Marjolin ? Bientôt on vit que la grande cause de mortalité pour les blessés et les opérés était l'infection purulente, aussi chercha-t-on à l'éviter de toutes les façons selon les théories régnantes ; on accusa le bistouri d'ouvrir les vaisseaux et de favoriser ainsi l'absorption du pus ; pour éviter cet inconvénient on s'adressa aux méthodes non sanglantes : Cautère actuel, ligature simple, ligature élastique, écrasement linéaire, galvano-caustique, caustiques chimiques combinés ou non avec la compression ; et on alla même jusqu'à pratiquer l'amputation de la cuisse par les caustiques !

Quant au pansement, son rôle est simplement de protéger la plaie (pansement au cérat), ou tout au plus d'entretenir un certain degré d'humidité et de chaleur (cataplasmes.)

Le *pansement au cérat* se faisait en remplissant la plaie de boulettes et de plumasseaux de charpie, ou encore en appliquant un linge fenêtré enduit de cérat « afin qu'une substance grasse, onctueuse et douce se « trouvant appliquée sur la plaie, celle-ci ne soit nul- « lement irritée. » (*Boyer.*)

D'autre part l'air est toujours considéré comme une cause de l'infection purulente (1) et on incrimine surtout son action chimique. En effet, les symptômes provoqués par son contact, douleurs, inflammation, etc., augmentent si on remplace l'air par de l'oxygène pur, diminuent si on emploie un gaz inerte, azote, acide carbonique, hydrogène. (*Beddoes Thomas.*)

Quelques chirurgiens ont même essayé d'ériger sur ces données une méthode de traitement.

Les recherches portent sur les moyens d'éviter autant

(1) « L'étendue et la fréquence de la suppuration sont en rapport « avec la somme et la durée du contact de l'air. » (Jules Guérin. — *Bulletin de l'Académie de Médecine*, 1857, p. 393.)

que possible ce contact pernicieux ; on s'adresse aux sections sous-cutanées, aux opérations faites sous l'eau (*Aïtchen*, *Mayor*), aux **pansements par occlusion** : lames de plomb (*Réveillé-Parise*), de caoutchouc (*Conte*), appliquées directement sur la plaie ; taffetas d'Angleterre, gutta percha en solution, toiles d'araignées, collodion (*Vallette*, de Lyon) ; baudruche gommée (*Laugier*) ; cuirasse de diachylon (*Chassaignac*); occlusion pneumatique (*J. Guérin*, *Maisonneuve*, *Lannelongue*). Tous ces procédés qu'il serait fastidieux de décrire eurent un succès éphémère.

On n'osait pas s'adresser au procédé le plus simple d'occlusion des plaies : la suture immédiate. En effet, toutes ces méthodes, quelque occlusives qu'elles fussent, laissaient toujours un libre écoulement au pus, dût-on au besoin, comme dans le pansement de Laugier, percer la baudruche distendue et fermer ensuite soigneusement l'orifice, tandis qu'en réunissant, on risquait trop :

« La réunion immédiate, dit Velpeau (1), frappe plus « agréablement l'œil, elle donne à la plaie une apparence « de guérison qui plait d'abord et qui enchante. Il semble « qu'en remettant ainsi les bords de la solution de conti- « nuité en contact, le malade va être guéri en quelques « jours et que la cicatrice ne laissera pas de difformités. « On oublie alors que le malade et le chirurgien jouent « quitte ou double..... » Aussi recommande-t-il de ne pas réunir les plaies avec perte de substance.

D'autres chirurgiens cherchent à modifier la tempé-

(1) *Traité des maladies du sein*, 2e Ed., p. 601.

rature, *Baudens* emploie la glace; *Guyot* au contraire veut laisser la plaie à une température constante et relativement élevée (*pansement par incubation*).

On s'adresse aussi à l'humidité constante pour calmer l'inflammation et pour ce on emploie le *pansement à l'eau*, d'origine fort ancienne, remis en honneur par les chirurgiens militaires et par *Lamorier*, de Montpellier, par *Mac Carthney* et *Liston* (*Water dressing*, *des Anglais*).

Voici la technique indiquée par *Amussat* (1) :

Le pansement se compose de quatre pièces.

1° Le crible, linge fenêtré, isolant la plaie et laissant écouler le pus;

2° L'absorbant, linge de coton, destiné à absorber le dit pus ;

3° L'humectant, pièce d'amadou, imbibée d'eau;

4° L'inévaporant, tissu imperméable (taffetas ciré, etc.)

C'est sur le même principe qu'est basée *l'irrigation continue*, préconisée en 1832 par *Josse* d'Amiens et son élève *Bérard*, et perfectionnée par *Thiersch* et par *Mayor* de Lausanne. Ce dernier chirurgien recommande aussi, de même que *Langenbeck*, la *balnéation continue des plaies*, surtout pour éviter le contact de l'air. Cette méthode rentre par conséquent dans les pansements occlusifs.

Il en est de même, malgré l'apparente contradiction, de la *ventilation des plaies* selon le procédé de *Bouisson* de Montpellier. La ventilation, en effet, n'avait d'autre but que de produire une croûte imperméable.

(1) A. A. Amussat. — De l'emploi de l'eau en chirurgie. *Thèse*, Paris, 1850.

Tous ces procédés sont institués pour éviter le contact de l'air, mais de nouvelles théories surgissent et prétendent que l'air n'agit pas directement par lui-même, mais décompose le pus et donne naissance à des produits causant l'infection purulente et *Bergmann* prétend même découvrir un alcaloïde ainsi formé « *la sepsine* ». Aussi cherche-t-on des topiques pour éviter cette décomposition. Nous voyons successivement employer :

La *glycérine* préconisée par *Demarquay* qui en obtient de bons résultats.

L'*alcool* qui avait déjà été employé par les chirurgiens anciens et qui est remis en usage par *Lestocquoy*, d'Arras, par *Bataillé*, par *Chedevergne*, par *Galejac*, par *Nélaton* avec assez de succès, il devait agir surtout comme coagulant. *Després* associa l'alcool au pansement à plat et appliquait directement sur la plaie, un gâteau de charpie imbibé d'alcool pur, puis un linge cératé, une nouvelle couche de charpie imbibée d'alcool camphré, des compresses et des bandes imbibées du même liquide. Le pansement était constamment arrosé et changé le lendemain jusqu'au linge cératé. La charpie directement en contact avec la plaie était laissée jusqu'à ce que la suppuration la détachât. Les principaux reproches qu'on peut faire à l'alcool étaient la douleur, lors de l'application, et l'absorption par la plaie, qui allait jusqu'à amener un véritable état d'ivresse.

D'autres substances furent encore employées dans le même but, citons seulement le *perchlorure de fer*, recommandé par *Bourgade* de Clermont-Ferrand et qui n'eut pas à Paris les mêmes résultats qu'en Auvergne, et à ce propos Rochard fait dans son *Histoire de la chirurgie française* une remarque malicieuse :

« Si l'on en croyait, dit-il, les comptes rendus des « sociétés savantes, l'infection purulente et les diverses « complications des plaies n'auraient été qu'un mythe. » Chaque inventeur se vantait en effet de ne plus avoir de complications dans son service depuis qu'il avait mis en usage le topique ou le mode de traitement préconisés par lui.

C'est une action tout analogue qu'on attendait des *désinfectants* ; sous ce nom on désignait toute substance qui par une action mécanique, catalytique, chimique ou physique, masque, neutralise ou détruit les mauvaises odeurs produites par les matières organiques en décomposition. Il y en a de trois sortes. Les *désinfectants mécaniques* (corps poreux, charbon pulvérisé) ; *les désinfectants chimiques,* qui doivent neutraliser les corps odorants: sels d'oxydes métalliques (fer, cuivre, manganèse, plomb, zinc), qui avec l'acide sulfhydrique et l'eau, donnent des sulfates inodores ; le chlore, le brome, l'iode les hypochlorites alcalins, les manganates et les permanganates ; troisièmement enfin les *désinfectants antiseptiques* qui doivent non seulement neutraliser les mauvaises odeurs, mais encore s'opposer à la décomposition initiale des matières organiques. Pour ce on employa presque toujours des substances volatiles, l'alcool, l'éther, l'acide sulfureux, les carbures d'hydrogène, benzine, pétrole, créosote, goudron, coaltar.

Ce dernier mélangé au plâtre formait la *poudre de*

Corne et Demaux qui donna de bons résultats pendant la campagne d'Italie.

Elle fut délaissée parce que le plâtre, peu absorbant, formait une croûte imperméable ; la poudre d'*Herpin* de Metz (coaltar et charbon) n'avait pas cet inconvénient. Plus pratique était encore le coaltar émulsionné avec de la saponine inventé par Le Bœuf, pharmacien à Bayonne. Le principe actif du coaltar, l'*acide phénique*, fut isolé en 1863 par *Lemaire* qui vit que, même à de très faibles doses, ce corps arrêtait la fermentation, et le recommanda non seulement pour le pansement des plaies, mais comme une sorte de panacée, ce qui explique le peu de succès qu'obtint alors ce produit.

D'autres substances furent encore employées dans ce même but, sulfate de fer, nitrate de plomb, acétate d'alumine, permanganate de potasse, qui eut une assez grande vogue en Angleterre sous le nom de *fluide de Condy*.

La plupart de ces substances étaient non seulement des désinfectants, mais encore de véritables antiseptiques et nous les retrouverons lorsqu'existera la méthode antiseptique. L'emploi de ces substances n'était d'ailleurs qu'exceptionnel, pour la plupart des chirurgiens; on s'en servait lorsqu'il régnait dans les salles une influence fâcheuse, lorsque les plaies tendaient à devenir grisâtres et à fortiori, quand les érysipèles, les plegmons diffus commençaient à se montrer. (Rochard, *loco cit.*)

Pour être complet il nous faut encore mentionner le *pansement ouvert* adopté par *Philippe von Walther*, à Munich, et par *Vincent von Kern* à Vienne. Ce pansement qui n'en était à proprement parler pas un, consistait à laisser la plaie en contact constant avec l'air. Ce dernier n'aurait donc aucune influence fâcheuse sur la plaie et n'agirait d'une façon pernicieuse que lorsqu'il est confiné ou lorsqu'il est impur. Aussi quand on met en usage cette méthode doit-on veiller à la bonne ventilation des salles ; de fait les résultats furent assez bons, et *Rose* à Zurich fit descendre à 20 % la mortalité dans les grandes amputations, mortalité qui était de 51,4 % avec son prédécesseur *Billroth*. Les chirurgiens russes modifièrent ce procédé en cherchant à obtenir des réunions par première intention, pour cela ils suturent et laissent également la plaie à l'air. Cette méthode, si elle donne des résultats assez satisfaisants, est encore loin d'être parfaite, elle a cependant l'avantage de montrer ce rôle souvent nocif des pansements habituels, chose d'ailleurs déjà entrevue par certains chirurgiens. « Les pansements, disait « Sédillot (1), sont une grande cause de la mortalité chez « les amputés par les graves accidents auxquels ils don- « nent lieu. »

Pendant que les chirurgiens essayent empiriquement de lutter contre l'infection, les savants, cherchant directement le processus intime de la fermentation et de la putréfaction, montrent, grâce aux travaux de *Haller*, de *Schwann*, de *Helmholtz*, de *Schrœder*, mais surtout de *Pasteur*, que la fermentation est causée non pas par des corps chimiques, parties constituantes de l'air, mais par des substances organiques dont les germes existent en

(1) In SCHEUER. — Des pansements simplifiés. *Thèse*, Strasbourg, 1857.

plus ou moins grand nombre partout, et que l'on peut en protégeant des substances altérables de ces germes, éviter leur pourriture ou leur fermentation.

La science qui consiste à préserver les substances altérables de cette pourriture prend le nom d'*antisepsie*.

CHAPITRE V

La méthode antiseptique.

Au moment des découvertes de Pasteur, malgré tous les procédés perfectionnés de pansement, l'infection purulente faisait, à Paris surtout, d'énormes ravages ; en 1870 il était exceptionnel de voir guérir une grande amputation et c'est avec juste raison que Nélaton pouvait dire qu'il faudrait élever une statue d'or à celui qui supprimerait l'infection purulente.

La méthode antiseptique cherche à résoudre les trois points suivants :

1° Détruire les germes de la putréfaction, dans la plaie et autour de la plaie : *Action destructive; pansement destructif ou germicide.*

2° Transformer les produits de sécrétion de la plaie en milieux de culture inhabitables pour les germes, en d'autres termes, rendre ces produits imputrescibles : *Action locale ; pansement topique.*

3° Empêcher mécaniquement ou physiquement l'accès

des germes sur la plaie : *Action physique ; pansement filtre.*

Pansement de Lister. En 1867 *Lister* (1) prenant pour base les travaux de Pasteur sur la putréfaction conclut que la suppuration loin d'être un phénomène nécessaire est un accident, une complication, dont les causes sont triples :

1° Excès de tension dans les tissus ;

2° Irritation directe produite par un corps étranger ;

3° Irritation directe produite par les germes atmosphériques déposés sur la plaie.

De ces trois causes, les deux premières étaient déjà anciennement connues, l'étranglement et la rétention des liquides étaient les deux ennemis pour la poursuite desquels Sédillot armait toute sa médecine opératoire et Chassaignac n'a inventé les tubes à drainage que pour lutter contre la suppuration résultant de la tension des tissus.

Aussi est-ce surtout contre la troisième cause qu'est dirigé spécialement le pansement de Lister. Voici en quoi il consiste :

L'acide phénique en solution à 5 °/₀ (solution forte), et à 2,50 °/₀ (solution faible) est l'antiseptique préféré.

Les mains du chirurgien et des aides sont lavées dans la solution faible.

Les instruments, les éponges, sont maintenus en permanence dans la solution forte.

(1) *Antiseptic treatment of Wounds.*

La peau de la région à opérer est soigneusement lavée avec la solution forte.

Pendant l'opération et le pansement, un nuage de vapeur phéniquée à 1/40 est dirigé à 1 mètre et demi ou 2 mètres de distance vers la région opérée du blessée.

Une fois l'opération terminée, la plaie est fortement lavée dans tous ses coins et recoins avec la solution faible.

S'il s'agit d'une plaie accidentelle, on emploie la solution forte et l'on pratique toutes les contre-ouvertures nécessaires pour assurer le lavage et l'écoulement des liquides. Des drains conservés d'avance dans la solution faible sont placés aux angles de la plaie. Ce sont des tubes larges et forts ou bien deux tubes plus étroits réunis en canon de fusil, coupés par bouts séparés et non pas en anses et sectionnés au ras des lèvres de la plaie. Les ligatures sont faites au catgut et toujours coupées et abandonnées. La soie phéniquée peut remplacer le catgut, les sutures sont faites soit au catgut ou à la soie phéniquée, soit au fil d'argent.

Une fois la plaie réunie, une bandelette de *protecture* ou *silk*, mouillée dans la solution faible, taillée un peu plus longue que la plaie, est placée sur la ligne de réunion, elle est destinée à protéger cette ligne de réunion contre l'action directe et prolongée de l'acide phénique. Puis on dispose deux ou trois morceaux de gaze phéniquée (tarlatane ordinaire imprégnée d'un mélange d'une partie d'acide phénique, quatre parties de résine et quatre parties de paraffine), chiffonée et trempée dans la solution faible, et l'on recouvre le tout avec une pièce de gaze phéniquée pliée en huit épaisseurs. Entre la septième et la huitième feuille on met une étoffe imperméable, le *Makintosk*. Ces dernières pièces doivent faire le tour du membre et couvrir une étendue assez considérable, environ 0,20 centimètres en dessus et en dessous de la plaie. On recouvre le tout d'un bandage fait avec de la mousseline phéniquée ou ordinaire, et on fixe avec des épingles de sûreté. Pour éviter la pénétration de l'air entre le pansement et la peau, il faut mettre une bande élastique aux deux extrémités, suffisamment serrée pour empêcher l'air de passer sans toutefois exercer une compression assez grande pour mettre obstacle à la circulation.

Le pansement est changé le lendemain s'il y a du pus sous les bords ; sinon on attend un jour ou même plus longtemps. Chaque fois que l'on change le pansement, il faut pratiquer la vaporisation.

Grâce à cette méthode, Lister eut des succès qui étaient alors extraordinaires. Mais ce procédé était compliqué, le pansement formait un véritable rite dont aucune cérémonie ne devait être négligée, et si certains chirurgiens prétendirent que le nombre des insuccès était proportionnel aux fautes commises contre le procédé de Lister, contre le « Listerisme », d'autres opérateurs n'admettent pas ce procédé où tout est phéniqué : le malade, le pansement, les instruments, le chirurgien, les assistants et l'atmosphère elle-même (1). « Comme toute doctrine

(1) Léon Le Fort. — Le germe ferment et le germe contage, 1882, Paris, O. Doin.

« médicale s'appliquant à la thérapeutique, il y a dans « le « Listerisme » l'idée et les détails d'exécution. Pour « beaucoup de chirurgiens, même les plus intelligents, « les détails du pansement prennent l'importance des « cérémonies dans la liturgie. Modifier la concentration « des solutions, substituer une simple compresse trempée « dans l'eau phéniquée à la gaze antiseptique, remplacer « le makintosk par du taffetas ciré serait tout compro- « mettre. C'est une religion qui a ses formules, son « évangile, ses mystères ; l'acide phénique lancé par le « spray est comme l'eau sainte qui chasse les dé- « mons » (1).

Mais comme toute religion, celle-ci, si elle eut ses prophètes et ses fidèles, eut bientôt à côté de ses orthodoxes de nombreux schismatiques et même des hérétiques !

Certains détails ne tardèrent pas à être modifiés, l'emploi des solutions fortes destinées à cautériser, à « jambonner » la plaie est délaissé, le spray, complication inutile et encombrante, est abandonné.

Certains chirurgiens changent la technique du pansement. *Verneuil* pratique une sorte de pansement à plat, il recouvre la plaie de petits morceaux de charpie trempés dans l'eau phéniquée faible, par dessus cette mosaïque, une nouvelle couche de charpie imbibée de la même solution, quelques doubles de mousseline et un taffetas ciré qu'on soulève toutes les deux heures pour pratiquer une pulvérisation phéniquée. On pratique également la pulvérisation phéniquée continue, la balnéation

(2) Le Fort. — *Loco citato.*

phéniquée permanente, l'irrigation antiseptique continue : *Neudorfer* (1) se sert de solutions très concentrées, huile phéniquée à 1/10, non comme pansement antiseptique, mais pour rendre la surface de la plaie imputrescible ; mentionnons encore le pansement sous verre d'*Ollier*.

La base du traitement de Lister est l'emploi d'acide phénique ; ce corps rencontra chez quelques opérateurs une répugnance invincible, soit parce qu'il produisait des excoriations aux mains, soit à cause de son odeur : « On me fuyait lorsque je venais comme médecin avec mon « atmosphère de ramoneur, ou bien l'idée venait à mon « approche que le poële s'était tout à coup mis à fumer. « Au théâtre il se produisait autour de moi une agita- « tion pénible , le public croyant à une fuite de gaz ! « (Billroth) (2). » L'ironie de ces reproches est un peu lourde, mais on comprend fort bien que l'on ait cherché un succédané à l'acide phénique ; nous voyons employer l'alcool camphré (Le Fort), l'acide salicylique (Thierson), l'acide borique, thymique, le chloral, la teinture d'iode etc., etc.

Nous aurons à revenir sur des reproches plus scientifiques adressés à cette méthode, occupons-nous maintenant d'un autre procédé de pansement également basé sur les découvertes de Pasteur, mais d'une application différente, nous voulons parler du :

(1) Voir Pingaud. — Historique et critique de quelques méthodes nouvelles de pansement. *Gazette hebdomadaire de médecine*, 1877, 2e semestre, t. XIV, p. 502-531.

(2) *Chirurgische Klinik*, 1875, p. 27.

Pansement ouaté d'Alphonse Guérin (1). — Le coton cardé qui était considéré anciennement comme vénéneux pour les plaies avait été depuis longtemps lavé de cette accusation, *Baudens* s'en était servi avec succès, *Burgraeve* l'avait employé. *Mathias Mayor* ne se servait pour les pansements que de coton et de mousseline. Mais le mérite de Guérin est d'avoir employé le coton à cause de ses propriétés filtrantes sur l'air, ce qu'aucun de ses prédécesseurs n'avait en vue dans ses pansements (2).

Le pansement était toujours appliqué hors de la chambre commune, la plaie était lavée avec de l'eau phéniquée à 1 % ou de l'eau alcoolisée, pas de spray. Ligatures au catgut, à la soie, phéniquée ou non, coupées au ras de la plaie. Celle-ci était bourrée de flocons d'ouate, immédiatement appliqués sur les surfaces saignantes et disposés de façon à maintenir immobiles les lambeaux.

Le membre était ensuite enveloppé d'une épaisse couche d'ouate serrée par une bande de toile. L'ouate devait être neuve, blanche, en longues et larges feuilles non gélatinées. Les paquets ne devaient être ouverts qu'au moment d'être utilisés. Le pansement restait en place une huitaine de jours.

Plus tard Guérin tenta avec ce procédé, la réunion immédiate ; le pansement fut modifié par *Ollier*, par

(1) Guérin. — *Du Pansement ouaté et de son application à la thérapeutique chirurgicale*, Paris, 1885.

(2) Il n'y a donc aucune question de priorité à agiter en faveur des auteurs que nous venons de citer ; en est-il de même pour *Gruby* qui fit à ce sujet quelques revendications ? Nous ne pouvons trancher cette question, n'ayant pas eu en mains les travaux de ce savant.

Désormeaux qui placèrent un morceau de protective phéniqué sur la ligne de suture, mirent des drains, de la gaze phéniquée, etc.

Les résultats de ce traitement furent de beaucoup supérieurs en 1871 à ceux des autres procédés. Quelle en était la raison ? Pour Guérin, à côté d'autres avantages secondaires (température constante, immobilité, renouvellement rare, compression douce et élastique), le pansement devait filtrer l'air de ses germes infectants. Mais on trouva des microorganismes sous le pansement. Pour Pasteur l'ouate agit comme corps poreux, modifiant la proportion d'eau contenue dans le pus qui aurait alors un état physique ne permettant pas la multiplication des organismes.

Nous avons cité plus haut quelques reproches faits au pansement de Lister, la méthode s'était généralisée, on avait essayé de remplacer le phénol par d'autres antiseptiques, la technique du pansement avait été simplifiée, mais malgré les incontestables progrès réalisés, deux objections restent toujours :

1° Les substances employées comme antiseptiques sont des toxiques violents, pouvant déterminer non seulement des accidents locaux mais encore des accidents généraux graves et même des cas de mort ;

2° Malgré l'antisepsie la plus sévère, on trouve toujours encore des micro-organismes dans la plaie. Nous aurons à revenir sur les diverses observations se rapportant à ce fait.

D'autre part, en concordance avec ces résultats cliniques, les expériences de laboratoire montrent que les antiseptiques chimiques ont une action très faible, aussi sont-ils de plus en plus délaissés. De plus, divers travaux, en particulier ceux de *Kummel*, viennent démontrer que l'infection par l'air est insignifiante à côté de l'infection par contact.

Aussi les chirurgiens cherchent-ils à ne laisser en contact avec une plaie que des objets aseptiques.

Une nouvelle méthode se crée, à l'antisepsie offensive succède l'asepsie défensive.

Il faut reconnaître à ce sujet que les bactériologues n'avaient jamais été partisans de l'emploi exagéré des antiseptiques chimiques qui caractérisèrent les débuts de la méthode. En 1878 déjà Pasteur s'était élevé contre ces pratiques :

« Si j'avais l'honneur d'être chirurgien, pénétré comme « je le suis des dangers auxquels exposent les germes « des microbes répandus à la surface de tous les objets, « particulièrement dans les hôpitaux, non seulement je « ne me servirais que d'instruments d'une propreté par- « faite, mais encore après avoir nettoyé mes mains avec « le plus grand soin et les avoir soumises à un flambage « rapide, ce qui n'expose pas à plus d'inconvénients, que « n'en éprouve le fumeur qui fait passer un charbon « ardent d'une main dans l'autre, je n'emploierais que de « la charpie, des bandelettes, des éponges préalablement « exposées dans un air porté à la température de 130 à « 150 degrés ; je n'emploierais jamais qu'une eau qui « aurait subi une température de 110 à 120 degrés. « Tout cela est très pratique. Et d'ailleurs rien ne « s'opposerait aux procédés antiseptiques du pansement ;

« mais joints aux précautions que j'indique, les procédés « pourraient être singulièrement simplifiés. Un acide « phénique, non concentré, et par conséquent sans « inconvénients par sa causticité pour les mains de « l'opérateur et sa respiration, pourrait être avantageu- « sement substitué à un acide phénique caustique. » (1).

Toutes les recherches de ces dernières années tendent à perfectionner la méthode aseptique et à stériliser tout ce qui doit être en contact avec la plaie.

Les *instruments* sont facilement stérilisés par ébullition dans une solution de carbonate de soude.

Les *tampons*, *pièces de pansements*, *matériel de suture* sont également stérilisés avec la vapeur d'eau sous pression, ou à l'étuve sèche. Dans certaines cliniques, la stérilisation est contrôlée par des mécanismes automatiques.

L'air est maintenu aussi pur que possible par la construction de salles d'opérations faciles à nettoyer, par l'admission d'un nombre restreint d'assistants auxquels on peut même imposer certaines précautions (blouses, etc.). Le chirurgien ne doit pas parler, certains portent même une sorte de masque en gaze aseptique (Mundbinde, Munkorb des Allemands, littéralement : muselière) pour éviter de projeter des particules de salive dans l'air. Dans le même but, d'autres chirurgiens posent une plaque de verre, chauffée au besoin, au-dessus de la région à opérer (2).

(1) *Bulletin de l'Académie de médecine*, 1878.

(2) Haab. — Ueber Wundbehandlung am Auge. *Correspondenz Blatt fur Schweizer Aerzte*, 1893, p. 660.

Ces précautions, quelque scientifiques qu'elles soient, semblent prouver que « l'asepsie est actuellement à la « période des excentricités et des exagérations, période « que vient de dépasser l'antisepsie », suivant la boutade de Schanjawski (1).

Il reste toujours à la méthode aseptique deux points faibles : les mains du chirurgien qu'on peut à la rigueur rendre aseptiques en les revêtant de gants imperméables et la peau du malade, qu'il est plus difficile de stériliser.

Cependant l'asepsie est presque exclusivement employée pour les plaies opératoires faites en terrain sain.

Il n'en est plus de même pour les opérations septiques et pour les plaies accidentelles.

Là, l'antisepsie conserve ses droits, on emploie les pansements au sublimé, à l'acide phénique, ou faits avec d'autres antiseptiques, pansements toujours humides, généralement protégés contre l'évaporation par une étoffe imperméable.

Cette pratique est-elle rationnelle ? C'est ce que nous allons maintenant chercher à élucider d'après les travaux des auteurs qui se sont cliniquement ou expérimentalement occupés de cette question.

(1) Schanjawski. — *Wojenno medizinski shurnal*, juin 1876. Date d'après une analyse in *Jahresbericht ueber Chirurgie*, 1877.

ETUDES BACTÉRIOLOGIQUES

Division du sujet. — Une des conséquences des théories pastoriennes fut la division des plaies en plaies opératoires, ou plaies aseptiques, faites avec toutes les précautions possibles, et en plaies accidentelles ou plaies infectées. Très vite les recherches bactériologiques montrèrent que cette division n'est pas scientifiquement exacte, mais comme elle est commode, et qu'elle a d'ailleurs cliniquement sa raison d'être, nous la conserverons pour cette étude. Nous allons successivement passer en revue l'étude bactériologique :

De la peau humaine ;
D'une plaie opératoire ;
D'une plaie accidentelle.

CHAPITRE VI

Examen bactériologique de la peau

La peau saine présente toujours des microbes à sa surface en nombre naturellement variable suivant les individus et suivant les régions du corps ; pour faire un examen plusieurs méthodes se présentent :

Les uns examinent le produit de raclage de l'épiderme, les pellicules du cuir chevelu, les cheveux et les poils arrachés avec leur bulbe en différents points du corps.

Telle est la technique de *Bizzozero* (1) qui trouve des saccharomycètes (ovales et ronds), des micrococques, des bactéries qu'il n'identifie pas, et un organisme qu'il appelle leptothrix épidermidis et qu'il considère comme la cause de l'intertrigo.

Bordoni Uffreduzzi (2) s'adresse aux régions les plus

(1) Bizzozero. — Microphyten der normalen Épidermis des Menschen. *Virchow's Archiv.* t. xcviii, p. 441. 1884.

(2) Bordoni Uffreduzzi. — Ueber die biologischen Eigenschaften der normalen Hautmikroben. *Fortschritt der Medicin*, t. iv, n° 5, 1885.

septiques (tête, région inguino-scrotale, sillons interdigitaux du pied), et trouve cinq espèces différentes de microcoques, un bacillus épidermidis (c'est le leptothrix de Bizzozero) et un bacterium graveolens dont les cultures exhalent l'odeur fétide de certaines sueurs.

Remlinger (1) fit des recherches, au Val-de-Grâce, sur des soldats convalescents d'une maladie autre que les maladies de la peau ; il leur fait prendre un bain et pratique une analyse bactériologique de l'eau avant et après le bain, il fait ensuite une numération des microbes et par un simple calcul il obtient le total des germes abandonnés au bain. Les chiffres oscillent entre 85 et 1212 millions, la moyenne est de 550 millions. Ce nombre est proportionnel au temps écoulé depuis le bain précédent. En prenant des bains très fréquents, il est arrivé à un minimun de 63.200.000. La superficie de la peau humaine était, pour Sappey, de 15.000 centim. c. dont il faut défalquer 1.323 centim. c. pour la tête ; cela donne un chiffre moyen de 40.215 microbes par centim. c.

Cette méthode est susceptible de certaines critiques ; non seulement on ne peut tenir compte des germes tombant dans l'eau et d'autre provenance que la surface épidermique, mais encore on ne peut pas avoir une idée nette sur la flore microbienne d'un espace limité de la peau.

Veillon (2) préconise une autre technique. On prend

(1) REMLINGER. — Les microbes de la peau humaine. *Médecine moderne*, 1886, n°s 33-35, p. 257, 265, 273.

(2) A. VEILLON. — Recherches bactériologiques sur l'eczéma. *Annales de dermatologie et de syphiligraphie*, 1900, p. 683.

avec une pipette stérilisée une gouttelette de bouillon également stérilisé qu'on dépose sur la surface à examiner ; puis avec l'extrémité de cette pipette on frotte pendant un certain temps la surface de la peau ainsi arrosée, on détache de cette façon les squames épidermiques, et le bouillon qui a fait un véritable lavage des tissus, sert aux ensemencements. Avec ce procédé il trouve un nombre bien moins considérable de microbes.

Les régions les plus riches en microorganismes (le cuir chevelu excepté) sont d'abord le périnée et le scrotum, puis les régions velues, aisselle, thorax, pli de l'aine.

Siège des microbes

Ces microbes siègent non pas seulement à la partie toute superficielle de la peau, mais encore en très grande quantité dans la couche cornée, en moins grand nombre dans la couche de Malpighi, et on en trouve encore dans les lacunes lymphatiques du derme. Cependant leurs sièges de prédilection sont le conduit excréteur des glandes et les follicules pileux.

Nature des microbes

Remlinger trouve sur 50 cas *à la surface de l'épiderme* les microbes suivants :

Staphylocoque blanc	23	fois
— doré	11	—
— citreus	14	—
Streptocoque	8	—
Coli bacille	5	—

(En un autre endroit que le périnée ou le scrotum).

Veillon trouve presque toujours :

Des staphylocoques blancs, à petits grains, pouvant devenir jaunes par cultures successives. Plus rarement, des staphylocoques à gros grains, des staphylocoques dorés typiques, des streptocoques et quelques saprophytes.

Dans les couches profondes on trouve toujours un petit nombre d'espèces, à peu près identiques chez tous, ce sont les différents staphylocoques, un bacille long, ressemblant au subtilis, liquéfiant la gélatine, un petit coccus liquéfiant aussi la gélatine et se décolorant au Gram, un coccus plus gros, souvent un diplocoque et principalement un petit micrococque qui se trouve presque dans tous les cas, qui donne sur gélose des colonies lenticulaires d'un blanc grisâtre, qui cultive, mais mal, en milieu anaérobie, et qui n'est jamais pathogène ni pour la souris, ni pour le rat, ni pour le cobaye ou le lapin.

Les quelques recherches que nous avons faites fut ce sujet en employant la technique indiquée par Veillon (observations I, II, III, IV, V, pages 81 et 82) nous ont amené à des conclusions tout à fait identiques.

Le *staphylocoque blanc* que tous les auteurs trouvent en grande majorité à la surface de l'épiderme sain ou lésé, est-il bien le staphylocoque pyogène?

C'est là l'opinion de *Michel* (1), de *Jordan* (2), de

(1) MICHEL. — Ueber die Wirkung des Staphylococus pyogenes albus auf der Milch. — *Thèse*, Wurtzbourg 1886.

(2) JORDAN. — Die acute Osteomyelitis. — *Beitrage zur klinischer Chirurgie*, t. X. 1893.

Lévy (1), de *Budinger* (2), de *Bertoye* (3), et d'autres qui le considèrent comme pathogène : *Tavel* (4) et *Bossowsky* (5) ne lui accordent qu'exceptionnellement une certaine virulence.

Schloffer (6) qui a fait une étude complète de la question conclut aussi à l'identité.

Il montre que le staphylocoque qu'il trouve presque toujours dans les plaies opératoires, guérissant d'ailleurs par première intention, présente toutes les réactions du staphylocoque pyogenes albus.

Il prend le Gram.

Il donne dans le bouillon et sur gélose des cultures typiques avec odeur aigrelette caratéristique.

Il liquéfie généralement la gélatine.

Il caille le lait mais quelquefois seulement après huit jours.

Il réussit en cultures anaérobies.

L'inoculation aux animaux donne généralement un peu de rougeur et d'œdème, une seule fois il a produit une

(1) LÉVY. — *Baumgarten's Jahrberichte*, t. VIII, p. 42

(2) BUDINGER. — Ueber die relative Virulenz pyogener Microorganismen in der per primam geheilten Wunden. — *Wiener klinische Wochenschrift*, 1892, p. 22.

(3) BERTOYE. — Microbes of infection osteomyelites. — *The Lancet*, 1887, t. I, n° 7.

(4) TAVEL. — Die Sterilitæt der antiseptisch verbandelten Wunden unter dem antiseptischen Verbande. — *Correspondenzblatt fur Schweizer Aerzte*, 1892, t. XXII, n° 13

(5) BOSSOWSKY. — Ueber Microorganismen unter dem antiseptischen Verbande.— *Wiener medicinische Wochenschrift*, 1887, n° 8-9.

(6) Dr Hermann SCHLOFFER. — Ueber Wundsecret und Bakterien, bei der Heilung per primam. — *Archiv. fur klin. Chir.* t. LVII, p. 322.

suppuration chez le chien. Quelquefois il y a eu de petits abcès chez le lapin.

Ce staphylocoque blanc, ainsi que le fait remarquer Lauenstein (1), est un hôte habituel de la peau chez tous les peuples et dans toutes les races, il le trouve en effet non pas seulement chez les Allemands du Nord ou du Sud, chez les Suédois, Danois, Norvégiens, Anglais, Français, Espagnols ou Hongrois, mais encore chez des Egyptiens, des Péruviens et des Hindous, au moment de leur arrivée en Europe.

Qu'une cause quelconque vienne modifier l'état de la peau, la rende suintante et donne par conséquent un bon milieu de culture à ces différents organismes, nous les verrons se multiplier ; c'est ce qui arrive dans l'eczéma, les brûlures superficielles, dans différentes dermatoses (2) (à ce point que les microbes vulgaires ont souvent été considérés comme les agents infectieux de différentes affections).

La même chose doit se passer dans une plaie.

Une question vient maintenant naturellement se poser: *Est-il possible de détruire complètement tous ces microbes ; d'asceptiser la peau ?*

Lockwood après dégraissage de la peau avec de l'alcool, de la benzine, de l'éther et désinfection avec différents antiseptiques : acide phénique, sublimé, biiodure de

(1) Lauenstein. — Untersuchungen ueber die Mœglichkeit die Haut des zu operirenden Kranken zu desinficieren : *Archiv. fur klin. Chir.*, 1896, t. LIII. p. 192.

(2) Veillon. — *Loco cit.*

(3) Lockwood F. R. C. S. — Report on aseptic and antiseptic surgical cases. *Brit. med. Journ.*, 1894, cité par Lauenstein.

mercure, permanganate de potasse, etc., sur 38 cas trouve 26 fois des microbes :

Staphylocoque blanc	9 fois
— et jaune	2 —
— doré	2 —
Diplococcus épiderm. albus	6 —
Bacilles épiderm.	2 —
Cocci indéterminés	2 —
Streptocoque et staphyloc.	1 —
— diplocoques	1 —
Microbes divers	2 —

Lauenstein (1) prend, avant l'opération, avec une pince et des ciseaux stérilisés, un fragment de peau qui est ensuite ensemencé et cultivé. La statistique porte sur 148 cas : 23 fois il y eut simple lavage et brossage sans désinfection proprement dite, 50 fois la peau fut désinfectée et 85 fois cette désinfection eu lieu à plusieurs reprises.

a) *Lavage seul*, *23 cas.*

1° Peau intacte, 21 fois ; examen positif, 17 fois ; négatif, 4 fois.

2° Peau infectée (enflammée et pustuleuse), 2 fois ; examen positif, 1 fois ; négatif, 1 fois.

b) *Lavage et désinfection* (méthode de Furbringer, d'Alfeld, avec adjonction de térébenthine, d'éther, de vasogène à la créoline à 50 °/₀), *50 cas* :

1° Peau intacte, 45 cas ; examen positif, 33 fois ; négatif, 12 fois.

2° Peau infectée, 5 cas ; examen positif, 3 fois ; négatif, 2 fois.

(1) *Loc. cit.*

c) *Même méthode avec en plus des pansements prolongés au sublimé, à l'eau chlorée, au créolinvasogène : 75 cas.*

1° Peau intacte, 58 cas ; examen positif, 25 fois, négatif, 33 fois.

2° Peau infectée, 17 cas ; examen positif, 15 fois ; négatif, 2 fois.

Sammter (1) fit des expériences analogues. Il désinfecte la peau de la façon suivante :

Pansement au savon noir raffiné pendant une heure, puis lavages de la peau avec des tampons stérilisés et de l'alcool dénaturé, ensuite vient la désinfection proprement dite : brossage énergique avec un tampon stérilisé et du savon noir stérilisé pendant 5 minutes, à l'alcool pendant une minute, à l'acide phénique à 3 °/₀ pendant une minute, au sublimé à 0,5 °/₀₀ pendant une minute et demie. Malgré cette désinfection compliquée sur 67 cas, 20 fois seulement le petit fragment de peau prélevé ne donne pas de cultures.

Garnier (2) montre que les microbes résistent à cause de leur siège profond. Si en effet après une désinfection sérieuse, on racle l'épiderme on n'obtient pas de cultures, mais si ce raclage est pratiqué avec plus d'énergie on finit par en obtenir.

(1) Dr. OSCAR SAMMTER. — Die Prufung der Hautdésinfection nach der antiseptichen Methode. *Arch. fur klin. Chir.*, 1890, t. 53, p. 440.

(2) GARNIER. — Zur lehre von der Aseptik in der Chirurgie. *Russki chirurgitcski archivici*, 1895. Cité d'après une analyse, in *ahresbericht ueber chirurgie*, 1896, n° 110.

Nous pouvons rapprocher de cette étude tous les travaux faits ces dernières années sur l'asepsie des mains, ainsi que les diverses discussions au sujet de l'emploi des gants en chirurgie (1). Sans vouloir entrer dans le détail de ces expériences, ce qui nous entrainerait trop loin, nous pouvons en admettre les conclusions générales, savoir : qu'un lavage soigneux consistant surtout en un décapage mécanique (brosses, sable, poudre de marbre, etc.) et un dégraissage chimique (savon, alcool, éther) permet d'obtenir, momentanément du moins, l'asepsie des mains, mais est absolument impuissant vis-à-vis des microbes situés dans la profondeur qui, entrainés par la sueur ou exprimés des glandes par un effort (action de nouer un fil par exemple) viennent constamment contaminer la surface épidermique ; d'où l'indication de se rincer fréquemment les mains au cours d'une opération.

L'emploi d'antiseptiques, même énergiques n'améliore nullement cette stérilisation.

Ce n'est cependant pas l'avis unanime. Dans un travail récent, où l'on trouvera d'ailleurs une bibliographie plus complète de cette question, MM. *Delbet et Bigeard* (2) admettent, avec preuves bactériologiques à l'appui, que l'asepsie des mains peut être obtenue d'une façon complète par des procédés divers d'ailleurs, mais consistant toujours en un lavage et brossage au savon et à l'eau chaude, à l'alcool et au sublimé ou tout autre antiseptique. Après un lavage par ce procédé, les mains ont

(1) Discussions de la Société de chirurgie, 1900.

(2) Pierre Delbet et Louis Bigeard. — Asepsie opératoire. *L'œuvre médico-chirurgical*, n° 25, Paris, 1901. Masson et Cie.

toujours été trouvées stériles, mais leurs expériences ne sont pas inattaquables quant à la durée de cette stérilité ; en effet M. Delbet examine les mains dix à vingt minutes après le lavage, en les enveloppant simplement de gaze stérilisée pour les protéger et les trouve toujours stériles. Si au contraire, après le lavage complet on soumet les mains à une forte sudation, au séjour dans une étuve par exemple, comme le fit M. *Genevet* (1), on trouve presque toujours de nombreux microbes à leur surface, aussi ce dernier auteur conseille-t-il d'immerger les mains après le lavage dans un liquide astringent (solution d'acide chromique, de tannin, de sel d'oseille), ce qui aurait pour effet de tanner la surface et de diminuer la sécrétion sudorale.

Les mêmes conclusions s'appliquent au champ opératoire, si par un lavage soigneux pratiqué à deux reprises (la veille et le jour de l'opération) en laissant un pansement antiseptique humide dans l'intervalle, on peut arriver à une asepsie assez complète de la surface, les culs-de-sac glandulaires ne peuvent être atteints, aussi faut-il autant que possible éviter que le contenu forcément septique de ces glandes, sectionnées par l'incision, ne se déverse dans la plaie au cours de l'opération.

Examen bactériologique de la peau saine.
(Observations personnelles),

Observation I. — X..., étudiant en médecine, atteint de furon-

(1) V.-E. Genevet. — De l'infection sudorale des plaies par les mains du chirurgien. *Gazette hebdomadaire de médecine*, 1901, n° 18, p. 205.

culose de la nuque. On fait en suivant la technique indiquée par Veillon (1) un examen de la peau saine sur l'avant-bras. Ensemencement par dilutions successives dans quatre tubes de gelose. Deux jours après, le premier tube montre trois colonies, les autres restent stériles. Ces trois colonies, de grandeurs diverses, sont repiquées et isolées et se trouvent constituées : la petite par un streptocoque, la moyenne par le staphylocoque blanc de l'épiderme et la grosse par la sarcine jaune.

Observation II. — Y..., étudiant en médecine, même technique que ci-dessus, cultures assez abondantes contenant des staphylocoques blancs et dorés, du streptocoque, du subtilis et un diplobacille encapsulé.

Observation III. — L..., garçon de laboratoire, même technique. Il n'y a que deux colonies de staphylocoques blancs et dorés.

Observation IV. — L..., infirmière. Examen de la peau de l'avant-bras : Staphylocoque blanc et citreus.

Observation V. — D..., livreur, atteint d'une plaie par écrasement du pied (voir observat. XVIII). L'examen se fait comme dans tous les cas précédents en peau saine, au niveau de la face antérieure de l'avant-bras. Cultures très abondantes dans le premier tube (10 petites colonies, 1 grande), moins abondamment dans les autres tubes. Microbes trouvés : Staphylocoques blancs et dorés et streptocoque (petites colonies) et un bacille, avec spores, restant coloré après le Gram ressemblant au subtilis (grande colonie).

(1) Voir page 73

CHAPITRE VII

Examen bactériologique des plaies opératoires.

Dès ses débuts, la méthode antiseptique fut soumise à l'analyse microscopique et très vite on se rendit compte que, malgré les résultats incontestablement bons fournis par elle, un des points visés, l'anéantissement des germes infectieux dans la plaie, était loin d'être atteint.

En 1874 déjà, *Ranke* (1), assistant de Volkmann, trouve sur 15 cas de plaies traitées par la méthode de Lister, des bactéries dans tous les cas, sauf un. L'année suivante *Fischer* (2) fait les mêmes recherches dans le service de Lücke à Strasbourg, et malgré les bons résultats donnés par le pansement de Lister, pur ou modifié, il trouve presque toujours des microbes dans les plaies.

(1) H. Ranke. — Die Bacterienvegetation unter dem Lister'schen Verbande. *Centralblatt für Chir.*, 1874, n° 13.

(2) Fischer. — Der Lister'sche Verband und die Organismen unter demselben. *Zeitschrift fur Chirurgie*, t. VI, 1876, p. 319.

Max Schuller (1), à Greifswald en 1875 ; v. *Birch Hirschfeld* (2) à Dresde, en 1876, arrivent aux mêmes conclusions, en faisant des cultures, alors que les examinateurs précédents se contentaient de l'examen microscopique.

W. Welch (3), au John Hopkins hospital de Baltimore, trouve des microbes dans 65 °/₀ des plaies.

D'une façon plus complète *Stæheli* recherche à la clinique de Socin, à Bâle, les résultats bactériologiques du traitement antiseptique des plaies opératoires.

Technique antiseptique. — Spray phéniqué avant l'opération. Instruments désinfectés à l'acide phénique.

Mains et champ opératoire lavés avec sublimé 1 °/₀₀.

Eponges lavées puis demeurant un mois dans solution phéniquée forte ; lavées avant l'opération avec le *lait de zinc* (oxyde de zinc 1, eau 100).

Irrigation pendant et après l'opération avec sublimé à 0,5 ou 1 °/₀₀ ; lait de zinc 1 ou 2 °/₀.

Drains en caoutchouc ou drains résorbables de Neuber, sutures au catgut.

Pansement. — Sur la ligne de suture, à l'exception de l'emplacement du drain, applications de *pâte de zinc*. (Oxyde de zinc, 50 ; chlorure de zinc, 5 à 6 ; eau, 50.)

(1) Max Schuller. — Ueber die Bakterien unter dem Listerschen Verbande. *Zeitschrift fur Chir.*, t. VII, 1877, p. 503.

(2) V. Birch Hirschfeld. — Die neueren pathologisch-anatomischen Untersuchungen ueber Vorkommen und Bedentung niederer Pilzformen (Bakterien) bei Infectionskrankheiten. *Schmidt's Jabrbucher*, 1875, t. 166, n° 2, p. 169.

(3) W. Welch. — Conditions underlying in the infection of wounds. *American Journal of the medical Science*, 1891, nov. Cité d'après une analyse in *Baumgarter's Jahrbericht*, 1891, p. 43.

(4) Victor Stæheli. — Ueber die Microben unter dem antiseptischen Zinc Verbande. *Thèse*, Bâle, 1886.

Gaze hydrophile imbibée légèrement de lait de zinc ; plusieurs couches d'ouate.

Le pansement est généralement changé deux à trois jours après l'opération pour permettre l'examen (sans cela il reste en place cinq à sept jours).

Technique bactériologique. — On prend l'exsudat dans la cavité du drain, à l'aide d'une anse de platine flambée et on ensemence (tubes de gélatine peptonée à 3-5 % ; de gélose, serum, etc.).

59 cas : 47 guérissant par première intention
12 « par granulation.

Observations

Dans 44 cas, il trouve des microbes divers, principalement des staphylocoques blancs et dorés.

Ces microbes ont en général pénétré dans la plaie pendant l'opération. Les mesures antiseptiques prises à ce moment sont donc insuffisantes pour tuer tous les microbes de la plaie.

Bossowski (1) en 1887 à la clinique de Mickulicz à Cracovie, examine également lors du premier pansement 50 plaies opératoires faites avec la méthode antiseptique, avec irrigation phéniquée et pansement iodoformé et en trouve 10 stériles ; dans les 40 autres il trouve le staphylocoque blanc 26 fois, le staphylocoque doré 9 fois, le streptocoque 2 fois et des microbes non pathogènes 8 fois.

Tavel (2) après avoir examiné les plaies opératoires à la clinique du professeur Kocher à Berne et y avoir trouvé presque toujours des microorganismes malgré l'antisepsie sévère, se demande s'il est possible de tuer

(1) *Loco cit.*
(2) *Loco cit.*

tous les germes d'une plaie et si cela est seulement nécessaire pour qu'elle suive son cours normal.

L'opération se pratiquait suivant toutes les données antiseptiques :

Instruments bouillis, lavage des mains avec savon, brosse, sublimé à 1 °/₀₀, même lavage pour le champ opératoire, commencé déjà la veille; tampons, soies, objets de pansement maintenus dans le sublimé à 1 °/₀₀. Drains en verre bouillis dans le sublimé, irrigation au sublimé pendant l'opération. Lors du changement de pansement, le drain pris avec une pince stérilisée était ensemencé dans de la gélatine. — Sur 107 cas d'opérations diverses, dont 84 guérirent sans infection, il trouve 36 fois le drain stérile, dans les autres cas il trouve les microbes suivants :

Coccus epidermidis albus non liquefaciens........	31 fois
Coccus epidermidis albus liquefaciens............	13 —
Staphylococcus albus........................	12 —
» » aureus.......................	8 —
» aureus et albus.....................	2 —
Coccus epid. liquefac. et non liquefac............	2 —
» » » et staphylococcus..........	1 —
» » » et bacilles.................	5 —
Bacille fluorescent..........................	1 —
Bacille coli commune.........................	1 —

Dans les onze cas qui montrèrent des signes d'infection d'ailleurs très légers et où il fit 15 ensemencements, il trouva

le staphylococcus aureus........................	7 fois
» albus........................	1 —
» albus et aureus.................	1 —
» aureus et streptocoque..........	1 —
» indéterminé....................	1 —
Coccus epiderm. albus.........................	2 —
» rose..................................	1 —
Examen négatif...............................	1 —

Il en conclut que dans les plaies traitées par l'antisepsie on trouve des microbes dans les deux tiers des cas; que les cocci épidermiques ne gênent en rien le cours normal d'une plaie.

Les pansements compliqués, antiseptiques, de longue durée, le drainage prolongé peuvent être laissés de côté.

Le pansement simple, aseptique, arrive aux mêmes résultats.

Budinger (1) fait également des recherches sur le contenu microbien des plaies opératoires; pour cela, au premier pansement il prend le drain avec une pince stérilisée, le jette dans un tube de gélatine liquéfiée et après avoir agité, cultive cette gélatine sur une plaque.

Technique, antiseptique ou aseptique. 20 cas.

Il trouve :

Le staphylocoque doré	8	fois
— — et blanc	3	—
— — et autres microbes	3	—
— blanc	9	—
— — et autres microbes	6	—
— jaune	2	—
— — et doré	2	—
Autres microbes non pathogènes	6	—

Examen de la *virulence* des germes :

a) Expérience sur les animaux : injection de culture dans l'oreille du lapin.

50 cas. — 32 résultats négatifs
18 — positifs dont 10 arrivent à la suppuration.
8 hyperémie simple.
2 infection progressive.

(1) *Loco cit.*

Ces résultats ne sont pas probants, aussi s'adresse-t-il à :

b) Expériences sur l'homme, et se fait des inoculations sur son propre avant-bras.

Technique. — Après un lavage soigneux sans antiseptiques, il se fait une écorchure légère avec une aiguille ou la pointe de l'ongle stérilisé et touche le point lésé avec une baguette de verre trempée dans la culture à examiner. Les résultats ont presque toujours été positifs, en voici la marche générale : inoculation le soir, le lendemain matin rougeur, démangeaison, le soir pustule et en général le surlendemain abcès folliculaire typique (1).

10 cas dont 8 sont causés par des cultures provenant de plaies ayant guéri par première intention. (Staphylocoques blancs 3 fois, doré 3 fois, doré et jaune 2 fois.)

Résultats positifs 6 fois, négatifs 2 fois.

La virulence maxima appartient au citreus, qui lui donna une fois un furoncle qui dura plus d'un mois. Ce microbe provenait d'un curage de l'aisselle ayant guéri par première intention irréprochable.

Il trouve donc que l'on ne peut pas parler de plaies aseptiques, puisqu'aucune méthode de traitement ne peut éviter les germes provenant de l'air. Les microbes qui existent sur une plaie peuvent fort bien ne pas empêcher une réunion parfaite et sans complications. Cependant même dans ce cas, les microbes sont virulents.

La résorption de ces microbes donne lieu à la fièvre septique.

(1) Des expériences analogues avaient déjà été faites par Garré (voir Socin et Garré. Congrès de chirurgie, 1885, et *Fortschritt der Medicin.* 1886, n° 6).

Lanz et Flach (1) assistants du professeur Kocher, à Berne, étudient une série de 40 plaies opératoires, faites les unes avec asepsie pure, les autres avec irrigation au sublimé. Ils examinent successivement le contenu du drain, les fils de suture et le pansement.

1° *Ensemencement du drain* : 40 fois :

TECHNIQUE ASEPTIQUE		— ANTISEPTIQUE	
Résultats positifs	Négatifs	Résultats positifs	Négatifs
3	22	5	10

2° *Ensemencement des fils de suture*, 53 fois:

Nature du pansement	Résultats positifs	négatifs
Gaze stérilisée	11	9
Collodion	3	7
Gaze au sublimé	3	20

2° *Microbes trouvés dans les 17 cas positifs* :

Petits cocci	3 fois	
Cocus épidermidis liquefaciens	6 »	
Diplocoques	2 »	
Moisissures	3 »	(gaze stérilisée)
Leptothrix buccalis	1 »	(cancer de la langue; gaze stérilisée).

3° *Examen de la gaze recouvrant la plaie*, 40 fois :

Nature du pansement	Résultats positifs	Négatifs	Total
Gaze stérilisée	16	4	20
» au sublimé	4	6	10
» iodoformée	1	9	10

(1) Dr Otto Lanz et Arthur Flach. — Untersuchungen uber Sterilitæt aseptisch und antiseptisch behandelter Wunden, unter aseptischen und antiseptischen Verbande. — *Archiv. fur klin. Chir.*, 1892, t. XLIV, p. 877

Microbes trouvés dans les 21 cas positifs :

Coccus épidermidis liquefaciens .	4	fois	
» » non » . . .	7	»	
Staphylocoque blanc.	5	»	
» citreus.	1	»	
Cocci et bactéries.	2	»	(gaze stérilisée).
Moisissures.	2	»	»

Résultats : 39 guérirent par première intention, une par seconde. (Kocher n'admet comme première intention que les cas où la plaie est réunie le lendemain de l'opération ; le drain est enlevé après 24 heures, il n'a d'autre but que de parer à un hématome ; les fils de suture sont enlevés après 48 heures, de telle façon que le deuxième jour la plaie n'est plus protégée que par une couche de collodion.)

Les microbes de la peau, cocci et bacilles, ne sont pas pathogènes. L'irrigation au sublimé ne gêne en rien le développement des microbes, elle est plutôt nuisible en diminuant la résistance des tissus et peut entraver la réunion, par nécrose superficielle. Lanz et Flach admettent de plus que l'infection par le drain est plus fréquente qu'on ne le croit généralement, même à distance des orifices naturels.

Garnier (1), dans le service de Gruhe, à Saint-Pétersbourg, sur 37 cas de plaies opératoires, n'en trouve que deux aseptiques. Les microbes trouvés sont surtout : les staphylocoques blanc et doré, le micrococcus flavus liquefaciens et non liquefaciens, le micrococcus caudicans, le micrococcus roseus, le diplococcus laseus, le bacillus

(1) *Loco cit.*

subtilis et les sarcines blanches et jaunes. Dans tous ces cas la guérison fut parfaite, sans température ni réaction locale.

Brunner (1) montre qu'il est impossible d'éviter la pénétration des germes dans la plaie, même avec les précautions d'asepsie les plus rigoureuses (masque, gants stérilisés) ; l'adjonction à cette technique de lavages et d'irrigations antiseptiques n'y arrive pas davantage, mais enlève les microbes contenus dans l'exsudat tout en laissant ceux qui ont déjà pénétré dans les tissus.

Sa statistique est de 50 cas dont 25 ont été opérés avec asepsie pure et 25 ont reçu en plus une irrigation finale avec du sublimé à 0,5 °/₀₀, de l'aktol à 1 °/₀₀, ou de l'itrol à 0,25 °/₀₀.

Voici les résultats de l'examen fait immédiatement après l'opération.

Nature de l'opération	Nombre de cas	T. asep.	RÉSULTATS posit.	RÉSULTATS négat.	Irrig.	RÉSULTATS posit.	RÉSULTATS négat.
Amputation du sein.	12	8 fois	4	2	4 fois	3	1
Goitre.......... ..	18	8 —	5	2	10 —	4	6
Tumeurs diverses..	10	7 —	5	2	3 —	2	1
Hernies (Pr. de Bassini).	10	2 —		1	8 —	5	1
Total.....	50	25 —	14	7	25 —	14	19

Les résultats négatifs ne prouvent d'ailleurs nullement l'absence de germes dans la plaie.

Microbes trouvés :

Staphylocoques blanc.............................. 14 fois
— doré....... .... 3 —

(1) Brunner. — Erfahrungen und Studien ueber Wundinfection und Wundbehandlung. *Frauenfeld*, 1898.

I. Theil. — Ueber den Keimgehalt und Heilverlauf aseptisch angelegter Wunden.

Staphylocoques blanc et doré	1 fois
— — et micrococcus aurantiacus	1 —
— — — roseus	1 —
— — et bacillus mesentericus	1 —
Micrococcus caudicans	1 —
Bacillus subtilis	1 —
Bacilles indéterminés	1 —
Sarcines jaunes et blanches	1 —
Moisissures	1 —
Saprophytes	1 —

Il reprit les mêmes recherches au 1er pansement dans 48 cas ; 24 opérés aseptiquement et 24 avec irrigation antiseptique.

Nature de l'opération	Nombre de cas	T. asep.	RÉSULTATS posit.	RÉSULTATS négat.	Irrig.	RÉSULTATS posit.	RÉSULTATS négat.
Amputation du sein.	11	8 fois	6	2	3 fois	3	
Goitres	18	8 —	7	1	10 —	3	7
Tumeurs diverses	9	6 —	4	2	3 —	3	
Hernies (Pr. de Bassini).	10	2 —	2		8 —	5	3
Total	48	24 —	19	5	24 —	14	10

Principaux microbes trouvés :

Staphylocoques blanc	20 fois
— — et doré	5 —
— — et bacillus mesentericus	1 —
Bacilles ressemblant au coli	1 —
Microbes non pathogènes	4 —

Parmi les derniers expérimentateurs qui se sont occupés de la question, il nous faut encore citer :

Schloffer (1) qui à Prague, dans le service de Wœlffler,

(1) Dr. HERMANN SCHLOFFER. — Ueber Wundsecret und Bacterien bei der Heilung per primam. *Archiv. fur. klin. Chir.*, 1898, t. LVII, p. 322.

examine bactériologiquement à plusieurs reprises l'exsudat d'une plaie.

Il s'agit de :

Plaies opératoires, strictement aseptiques, avec pansement aseptique et dans quelque cas gaze iodoformée. L'examen se fait sur l'exsudat pris dans le drain.

Sur 31 cas il fait 83 fois l'examen de l'exsudat et le trouve stérile 5 fois (parmi ces 5 cas, 2 ne l'ont été qu'à un seul examen). A part ces cas, tous les examens ont montré des microbes déjà après 3 heures. La plupart du temps il s'agissait de saprophytes divers, dont l'identification n'a pas toujours été faite. Le staphylocoque blanc n'a manqué que 4 fois, il était seul ou associé à des germes non pathogènes ; quand l'examen a été fait à plusieurs reprises, on le trouve toujours, au moins une fois. Le staphylocoque doré est plus rare, le streptocoque ne fut jamais trouvé.

Le nombre des microbes varie de quelques-uns à plusieurs mille par 1/2 centimètre cube.

Les quelques examens que nous avons faits, en trop petit nombre pour être publiés, concordent tout à fait avec ceux des derniers auteurs cités.

Résumé.

Expérimentateurs	Opérateurs		Traitement et Pansement	Nombre d. cas. Total	Nombre. d. cas. av. exam. nég.
Ranke	Volkmann	1874	Antisepsie, pansement de Lister.	15	1
Fischer	Lucke	1875	Antisepsie, pansement de Lister pur ou modifié	17	3
Stæheli	Socin	1884-85	Irrigation au sublimé, pans. à la pâte de zinc	59	15
Bossowsky	Mickulicz	1887	Irrigation phéniquée, pans. à la gaze iodoformée.	50	10
Tavel	Kocher	1888-89	Irrigation au sublimé, pans. gaze au sublimé.	107	36
Ghriskey et Robb	Welch	1890	« Antisepsic précautions. »	45	14
Budinger	Billroth	1891	Antisepsie pure, 5 fois, antisepsie et asepsie, 15 fois.	20	0
Lanz et Flach	Kocher	1892	Antisepsie, irrigat. au subl.	15	10
			Asepsie, pans. stérislisé	25	22
Lockwood	Lockwood		Biiodure de Hg à 5 ‰, pans. antiseptique humide	22	12
Garnier	Gruhe	1895	Asepsie	87	2
Brunner	Brunner	1895-97	Asepsie, irrigation antisept.	48	15
Schloffer	Wœlffler	1898	Asepsie pure, pansement aseptique ou gaze iodof.	31	3

Nous voyons par ce tableau que le nombre des plaies aseptiques est très faible et qu'il semble encore diminuer avec les améliorations apportées à la technique d'examen.

Provenance des microbes. — Les microbes pénètrent dans la plaie au moment de l'opération (*invasion primitive*), il en pénètre encore après le pansement (*invasion secondaire*), ce qui est prouvé par le fait qu'il y a souvent au premier pansement des espèces qui n'existaient pas immédiatement après l'opération, et qu'on trouve fréquemment des microbes dans la cavité du drain, alors qu'il n'en existe pas à la profondeur de la plaie.

Pendant l'opération les microbes peuvent être amenés par :

L'air, surtout lorsqu'il est souillé par les assistants ou l'opérateur (sueur, pellicules du cuir chevelu, particules de salive projetée en causant).

Le contact s'il se produit avec des objets septiques ou insuffisamment stérilisés.

L'implantation des microbes de la peau qui sont si difficiles à éloigner comme nous l'avons vu précédemment.

Au premier pansement, outre les microbes dont nous venons d'énumérer l'origine et qui se sont multipliés, on en trouve de nouveaux venant soit du pansement soit le plus souvent de la peau environnante.

Virulence. — Ces microbes sont en général peu virulents ainsi que le témoignent, les expériences de Brunner, un certain nombre d'entre eux ne sont même pas pathogènes.

La défense de l'organisme. — Cependant s'il peut y avoir une discussion sur la virulence du staphylocoque blanc, celle du staphylocoque doré, ou du streptocoque est hors de doute. Comment se fait-il donc que l'on peut trouver ces microorganismes sans qu'il y ait des symptômes cliniques d'infection ? Tout d'abord un grand nombre d'entre eux sont entraînés au dehors de la plaie par l'exsudat qui s'en écoule, ils pénètrent dans le pansement, et si ce dernier est suffisamment absorbant et évaporant, son dessèchement suffit pour leur fournir un mauvais terrain de culture.

Quant à ceux qui restent dans la plaie, une partie est

tuée par l'action phagocytaire des leucocytes, et de plus cette lutte des cellules animales contre les cellules végétales est encore aidée par une action bactéricide évidente, quoique non encore connue dans son essence, des sécrétions de la plaie.

Schloffer (1), en effet, a montré que les microbes de la plaie ne se multiplient que fort peu pendant les premières heures et que très souvent même, leur nombre diminue.

In vitro, cet exsudat a la même action vis-à-vis des microbes étrangers, surtout des staphylocoques, les cultures n'augmentent pas, diminuent même souvent : jamais cependant il n'a observé d'auto-stérilisation. Cette action est moins active sur le streptocoque ; elle se perd très rapidement et les microbes se multiplient de nouveau très abondamment, au bout d'un temps variable, de 10 heures en moyenne (de 5 à 18 heures). Cette action serait due, d'après les travaux d'Ogata (2), de Nuttal (3), de Buchner (4), à une substance voisine des diastases, provenant du sérum sanguin et qui peut être conservée en solution glycérinée ou aqueuse, elle est au contraire insoluble dans l'alcool et l'éther. Elle est détruite par la chaleur à 45°. Buchner en ensemençant des bacilles du

(1) *Loco cit.*

(2) OGATA. — Ueber die bakterienfeindliche Substanz des Blutes. *Centralbl. f. Bakt.*, 1891, t. x, p. 597.

(3) NUTTAL. — Experimente ueber den bacterienfeindlichen Einfluss des thierischen Korpers. *Zeitsch. f. Hygiene*, 1888, t. 4, p. 353.

(4) BUCHNER. — Ueber bakterientodtende Wirkung des zellenfreien Blutserum *Centralbl. f. Bakt.*, 1889, p. 817.

charbon dans du sang défibriné les vit diminuer, surtout s'ils étaient déjà en petite quantité.

Ceux des microbes qui résistent sont pris soit par le système lymphatique et arrêtés aux ganglions voisins, soit par le sang dont les expériences ci-dessus nous montrent le rôle protecteur.

CHAPITRE VIII

Examen bactériologique des plaies accidentelles.

Si les plaies opératoires, comme nous venons de le voir, ne sont aseptiques qu'exceptionnellement, à plus forte raison cela sera-t-il vrai des plaies accidentelles faites par un instrument septique sur une peau non désinfectée. Ce fait est d'ailleurs confirmé par tous ceux qui ont étudié la question.

Riggenbach, (1) sur 24 observations de plaies siégeant en différents points du corps, arrivant à la clinique de 30 minutes à 3 jours après l'accident, et généralement déjà pansées par des personnes étrangères à l'art, trouve toujours des microbes.

Technique. — L'examen bactériologique se fait au moyen de petits tampons d'ouate stérilisés, trempés dans la plaie et ensemencés ensuite dans du bouillon. Deux

(1) Dr Heinrich Riggenbach. Assistenz Artz an der Allgemeinen Poliklinik in Basel. — Ueber den Keimgehalt accidenteller Wunden. *Deutsche Zeitsch. fur Chir.*, 1897, t. XLVII, p. 33.

heures après le tampon est extrait du bouillon avec une aiguille stérilisée et transporté dans 10 cm. c. de gélatine fondue, avec laquelle on prépare une plaque de Petri. Le bouillon est divisé en deux parties, la première sert également à préparer une plaque de gélatine, l'autre moitié est utilisée pour des cultures anaérobies. (Méth. de Buchner. Méth. du pyrogallol).

Le tampon est imbibé de serosité et non de pus.

En opérant ainsi il trouve :

Staphylocoque blanc...........	15 fois
— doré..........	8 —
Streptocoque.................	10 —
Bacillus subtilis..............	8 —
Diplocoques..................	5 —
— encapsulés lancéolés	1 —
— de Friedlander.....	1 —
Tétragène....................	4 —
Proteus vulgaris	3 —
Bacilles gros.................	2 —
— filiformes............	2 —
— courts...............	3 —
— en chaînettes.........	7 —
Cocci ovales.................	1 —
Gros cocci...................	4 —
Micrococcus roseus...........	2 —
Coli bacille..................	1 —
Spirilles.....................	2 —
Bacille du tétanos.............	2 —
— tétanoïdes............	2 —
Sarcine jaune................	3 —
— dorée................	2 —
Moisissures......	2 —
Levures......................	4 —
Bacillus liquefaciens putridis....	1 —
— fluorescens..........	1 —
Anaérobies indéterminées.......	1 —

Sur ces 24 cas, 11 guérirent par première intention, 6 par granulation, 1 avec infection légère, 2 avec abcès et 2 avec suppuration prolongée et nécrose.

Brunner (1) nous présente une statistique de 249 cas, qu'il divise en trois séries.

Dans la 1re série (67 cas), il s'agit de blessures fraîches, n'ayant subi aucun traitement et qui lui parvinrent en moyenne deux heures après l'accident (de quelques minutes à 24 heures). C'étaient généralement des plaies contuses siégeant principalement à la tête (41 fois), à la figure (8 fois) et aux mains. L'examen bactériologique fut pratiqué 51 fois, dont 42 avant toute intervention, parmi ceux-là 4 seulement ne donnèrent pas de cultures (ce qui ne veut pas dire qu'elles étaient aseptiques).

Parmi les microbes trouvés, le staphylocoque blanc se fait remarquer par sa grande fréquence ; le staphylocoque doré fut trouvé 5 fois (dans 4 cas, il était associé au blanc) ; le citreus 1 fois ; le streptocoque 5 fois (1 fois associé au staph. citreus, 3 fois au staph. albus) ; des bacilles diphtéroïdes 4 fois. Fréquemment aussi on trouva divers saprophytes, levures, sarcines, bacillus subtilis, mesentericus, plus rarement des moisissures.

De plus quelques-unes de ces plaies, surtout celles souillées de poussière ou de terre, devaient contenir des bacilles de l'œdème malin ou du tétanos, qu'un examen anaérobie aurait décelé.

La plus grande partie des microbes de la plaie, siègent dans l'exsudat hématique.

En inoculation aux animaux, ces microbes témoignèrent d'une virulence assez variable ; voici les résultats obtenus, en faisant toutes les réserves sur la valeur de ces sortes d'expériences :

(1) *Loco cit.* — IIe Theil — Ueber den Keimgehalt und Heilverlauf accidenteller Wunden. *Aseptik oder Antiseptik.*

Le staphylocoque blanc fut inoculé 12 fois : 10 fois à la souris blanche : 3 morts et 7 guérisons ; 2 fois au cobaye ; chaque fois, forte infiltration et suppuration.

Le staphylocoque doré donne presque toujours une réaction.

Le streptocoque ne fut inoculé qu'une fois, sans succès.

Les bacilles diphtéroïdes se montrèrent également non pathogènes pour le cobaye.

Si, au lieu de se servir de cultures pures, on inoculait, en assez grande quantité le mélange des différentes colonies, provenant d'une plaie, ce mélange était presque toujours pathogène.

Les microbes trouvés proviennent, pour une grande part, de ceux qui existent toujours comme nous l'avons vu, à la surface de la peau, ou dans les vêtements et qui sont inoculés par l'instrument vulnérant.

Le nombre des microbes, qui déjà peu de minutes après l'accident se chiffre par centaines, augmente avec le temps écoulé avant le traitement chirurgical.

Le siège de la blessure présente à ce point de vue une assez grande importance, le nombre maximum de microbes appartient aux blessures du cuir chevelu et à celles qui avoisinent les orifices naturels.

Il faut également tenir compte de la nature de la lésion. Les plaies par instrument tranchant contiennent moins de microbes ; l'instrument est généralement lisse et par cela même peu infecté, il entraîne peu de germes de la peau ou des vêtements, et en ouvrant la lumière des vaisseaux il facilite leur absorption, tandis que dans les plaies contuses, le corps vulnérant est plus septique, et en obturant les orifices vasculaires il favorise le développement des microbes à la surface de la plaie ; de plus ces plaies contiennent souvent des corps étrangers (terre, épines, échardes, etc.)

Ajoutons encore aux causes de contage les mains du blessé, ou d'une personne de son entourage et le mouchoir qui sert presque toujours à étancher le sang.

Dans la deuxième série (62 cas), il s'agit de plaies accidentelles toujours sans manifestations cliniques d'infection qui avant examen avaient déjà subi un pansement d'urgence, généralement antiseptique. Brunner trouve que cette désinfection provisoire, si elle ne diminue pas le nombre des microbes, ne présente autrement aucun inconvénient ; un pansement s'il est appliqué avec des matériaux propres, par des mains propres, protège la plaie contre une infection secondaire dangereuse.

Pour ce qui est du nombre, genre, provenance, virulence des microbes, etc., les résultats sont les mêmes que ceux de la première série.

La 3e série comprend 120 plaies, présentant au moment de leur arrivée des symptômes cliniques d'infection. Le temps écoulé entre l'accident et l'intervention du chirurgien est en moyenne de 8 jours (de 24 heures à 3 semaines et plus). Elles se décomposent en plaies contuses (42), excoriations (20), brûlures (13), coupures (25), piqûres (10), plaies compliquées de corps étrangers (6), fractures compliquées (5), morsure (1), plaie faite par une scie (1).

Les microbes trouvés toujours en nombre très considérable. Comme toujours on trouve surtout les différents staphylocoques et le streptocoque :

Mono-infection 69 cas :

Streptocoque	28
Staphylocoque doré	27
— blanc	10
— citrin	1
Coli-bacille	3

Poly-infection 51 cas :

Strepto. + staphylo. doré..........	28
— blanc..........	11
— blanc + doré...	5
Staphylo. blanc + st. doré.........	2
Strepto. + coli bacille.............	1
— proteus................	1
Staphylocoque blanc + b. d. Lœffler	1
— + Lœffler + strepto.	2

De ces 120 cas 80 purent être suivis, 42. avec mono-infection et 44 avec poly-infection.

Parmi les premiers 33 présentèrent une infection localisée à la plaie et à son voisinage : rougeur de la peau, infiltration (8 fois), phlegmon circonscrit (24 fois), ulcère de la cornée (1 fois), 9 fois il y eut infection progressive avec lymphangite et adénite. Les 44 cas d'infection mixte se décomposent de la façon suivante :

Infection localisée (38 fois), infiltration forte du voisinage (4 fois), plaie recouverte de fausses membranes (13 fois), infiltration et phlyctènes (13 fois), abcès (4 fois), phlegmon circonscrit à caractère nécrotique (1 fois), infection progressive (6 fois). phlegmon diffus (1 fois), lymphangite (3 fois, dont une avec adénite et une avec scarlatine chirurgicale), érysipèle (1 fois), diphtérie de la plaie et érysipèle (1 fois).

En fait d'interventions chirurgicales ces plaies nécessitèrent : une fois l'amputation de l'avant-bras (infection et surtout gangrène) ; une fois l'amputation d'un doigt (gangrène) ; 24 fois de grandes incisions avec drainage et 20 fois de petites incisions.

Comme résultats tous les cas dont l'issue est connue se terminèrent par la guérison sauf un blessé qui, arrivé avec un grand phlegmon diffus, succomba à la septicémie malgré de grandes incisions suivies de drainage et d'injections de sérum.

TRAITEMENT

Tant que nous ne connaîtrons pas avec certitude les moyens qu'emploie la nature pour lutter contre l'infection, et que nous ne pourrons, par conséquent, imiter artificiellement ces moyens, les plaies resteront pour nous un insondable mystère (1).

La seule méthode scientifique que nous possédons, la sérothéraphie antitoxique, ne donne pas encore des résultats suffisants, et nous sommes forcés de nous adresser au traitement local.

Ce traitement local peut être compris de différentes manières d'après différentes méthodes qui sont d'ailleurs loin de s'exclure toujours.

Nous avons déjà vu que pour les plaies opératoires l'expérience a prouvé que le meilleur traitement était le pansement simple, aseptique et non irritant. Pour les plaies infectées la question est encore controversée. Certes

(1) Wœlffler. — *Prager Med. Wochenschrift*, 1897, p. 417.

les chirurgiens sont d'accord quand il s'agit de la détersion mécanique au début de tout traitement. Mais les opinions divergent au sujet de l'emploi des antiseptiques et d'autre part un facteur important — les conditions physiques du pansement — est souvent négligé.

Nous allons successivement passer en revue ces divers points.

CHAPITRE IX

La Puissance bactéricide des antiseptiques.

Expériences de laboratoire.

Si au début de la méthode, on est parti du fait, que des quantités même très minimes de certains corps chimiques étaient capables d'arrêter la fermentation, on s'est vite aperçu que les conditions étaient tout autres *in vitro* que dans l'organisme ; aussi ne nous arrêterons-nous pas aux expériences qui prennent comme critérium de la valeur antiseptique d'un corps, son action sur des matières inorganiques plus ou moins souillées et nous nous bornerons à citer quelques faits montrant que les antiseptiques usuels n'agissent que sous certaines conditions.

L'acide phénique en solution à 5 °/₀, non seulement n'arrive pas à désinfecter sûrement des objets (éponges, charpie, aiguilles, pinces, bistouris) souillés de pus blennorrhagique, d'abcès froid ou de septicémie, même après un séjour de dix heures, mais encore l'eau phéniquée à 5 % des hôpitaux, contient de nombreux microbes (Miquel et Redard) (1). Pour Percy C. Evans (2), au contraire l'acide phéniqué serait supérieur au sublimé, vis-à-vis des staphylocoques.

Pour ce qui est du *sublimé*, la solution usuelle à 1 ‰ arrête le développement des cultures de charbon après 3 heures, mais si on neutralise le sublimé restant avec du sulfhydrate d'ammoniaque, les cultures sont encore virulentes quelquefois après 24 heures (Geppert) (3). Un morceau de viande inoculé avec des microbes divers, plongé dans une solution de sublimé, n'est pas encore désinfecté après un séjour de cinq minutes (Zimmermann) (4).

Behring (5) a fait de cette question une étude complète d'où il résulte que le sublimé a une action bien moindre dans les solutions organiques que dans l'eau. Il tue en effet les microbes :

Dans l'eau	en solution à	1 : 5.000.000
Dans le bouillon	—	1 : 40.000
Dans le sérum	—	1 : 2.000, et encore dans

(1) Miquel et Redard. — De la désinfection des instruments de chirurgie. *Revue de Chirurgie*, 1888.

(2) Percy, C. Evans. — Experiments of some antiseptics and desinfectants. Guy's Hospital Reports, 1890, t. xl. Cité d'après une analyse in *Centralblatt fur Chir.* 1891, n° 50, p. 978.

(3) Geppert. — Zur Lehre der Antisepticis. *Berliner klinische Wochenschrift*. 1889, n° 36, p. 789.

(4) In Kocher. — *Operationslehre*, 1892, p. 41.

(5) Behring. — Gesammelte Abhandlungen zur ætiologischen Thérapie von austeckenden Krankheiten. Leipsig, *Verlag von G. Thieme*, 1893.

ce dernier cas les résultats ne sont-ils pas aussi constants.

Pour Miquel (1) 0 gr. 07 suffisent pour empêcher la putréfaction d'un litre de bouillon laissé à l'air.

L'*Iodoforme*, qui agit surtout dans les phénomènes de putréfaction a eu une très grande vogue, pourtant, il n'a jamais pu arrêter le développement des microbes sur milieu artificiel (gélatine, gélose, serum); d'après les expériences de Schmidt (2), de Maurel (3), de Stchegoleff (4) et d'autres, il aurait une action retardante sur le développement des microbes, de plus il atténuerait leur virulence et neutraliserait les toxines. Ces travaux sont d'ailleurs loin d'être concluants à notre avis et le peu de propriétés bactéricides de l'iodoforme est loin de compenser les phénomènes si fréquents d'intoxication qu'il occasionne.

Citons encore les différents sels d'argent qui, en solutions organiques, seraient supérieurs au sublimé ; la créoline trois ou quatre fois moins active que l'acide phénique dans les mêmes solutions, mais aussi quatre fois moins toxique ; les différentes poudres destinées à

(1) MIQUEL. — Les organismes vivants dans l'atmosphère. *Thèse*. Paris, 1882.

(2) WALTHER SCHMIDT. — Die Desinfectionskraft antisepticher Streupulwer. *Centralblatt fur Bacteriologie*, 1897, t. XXII, p. 171.

(3) MAUREL. — Action comparée de l'iodoforme sur les staphylocoques et les éléments de notre sang. *Bull. de Thérapeutique*, 1893, t. CXV, p. 241.

(4) STCHEGOLEFF, — Comment il faut interpréter l'action antiseptique de l'iodoforme. *Archives de médecine expérimentale*, 1894, t. VI, p. 813.

remplacer l'iodoforme et qui ne donnent généralement que des résultats inférieurs ; la naphtaline, etc.

Si on met en parallèle avec ces données expérimentales, les cas d'intoxication plus ou moins graves que l'on peut imputer aux antiseptiques, ou mieux, leur pouvoir toxique étudié sur l'animal, on voit qu'un grand nombre d'entre eux sont cinq à sept fois plus dangereux pour l'organisme animal que pour les cellules végétales parasitaires. Il y a cependant des antiseptiques qui ne sont pas toxiques, l'*eau oxygénée* par exemple, qui a déjà été employée en 1867 par Stœhr ; par de Sinéty, par Nicaise, par Péan et Baldy depuis 1882.

Cet antiseptique a l'avantage d'être désodorisant et hémostatique. En outre il possède un pouvoir bactéricide égal à celui du sublimé en solutions ordinaires, et supérieur même en solutions organiques.

Cliniquement, sans pouvoir en aucun cas anéantir tous les microbes d'une plaie, pas plus que n'importe quel autre corps chimique, il donne des résultats excellents.

Quant à la façon dont il agit, elle nous est encore inconnue. Est-ce une action chimique de l'oxygène à l'état naissant sur les microbes, surtout sur les anaérobies, ou sur les cellules vivantes. Ou bien faut-il admettre comme le veut *Honsell* une action mécanique, due

(1) Voir MIQUEL. — *Loc. cit.*

(2) B. HONSELL. — Experimentelle und klinische Untersuchungen ueber die Verwertbarkeit des Wasserstoffsuperoxydes in der Chirurgie. *Beitrage zur klin. Chir.*, 1900, t. XXVII, p. 127.

au brassage des sécrétions de la plaie par les bulles d'oxygène qui se forment à leur contact? Il nous est impossible de conclure d'une façon décisive.

Quoi qu'il en soit, l'absence de toxicité, et les bons résultats obtenus légitiment l'emploi de ce corps.

CHAPITRE X

La valeur et l'efficacité de la désinfection.

Expériences sur les animaux,

Pour se rendre compte de la valeur de la désinfection des plaies, un certain nombre d'auteurs se sont adressés à l'expérimentation sur l'animal. Cette façon de procéder peut fournir des données utiles, il ne faut cependant jamais oublier que les animaux réagissent d'une façon différente de l'homme, pour certains microbes, ceux de la suppuration en particulier.

Nous allons passer en revue la plupart de ces travaux en mentionnant, chemin faisant, les réflexions qu'ils nous suggèrent.

Schimmelbusch, pour expérimenter la valeur de la désinfection, choisit le microbe du charbon, parce que ce dernier donne avec une certitude presque mathématique, en un temps donné, une infection générale chez la souris.

Les animaux sont dans une cage ; la queue étant maintenue au dehors, pour éviter toute souillure ; il pratique à son extrémité une plaie de 1 cm. de long, large de 1,5. Dans les deux premières séries, immédiatement après l'inoculation, il fait une irrigation ou un lavage avec soit du phénol à 3 °/₀ soit du sublimé à 1 °/₀₀. Malgré cette désinfection immédiate, tous les animaux meurent en même temps ou plus vite que l'animal témoin.

Dans les séries suivantes, il infecte les plaies avec du sang d'un animal mort du charbon, sang qui ne contient pas de spores ; ni l'irrigation immédiate avec les antiseptiques usuels, ni le tamponnement avec les mêmes solutions ne donnent de résultat, les animaux meurent toujours rapidement ; comme antiseptiques Schimmelbusch a employé l'acide phénique à 3 °/₀, le sublimé à 1 °/₀, l'acétate d'alumine à 2 °/₀, le chlorure de zinc à 5 °/₀, une solution de créoline à 2 °/₀ et l'éther iodoformé. Il essaye aussi de se rendre compte de la cautérisation et après avoir inoculé les souris, il lave la plaie à l'eau stérilisée et cautérise ensuite soit avec de l'acide phénique concentré, de l'acide acétique à 10 °/₀, de l'acide nitrique fumant, de l'ammoniaque, une solution de potasse à 10 °/₀ ou de l'alcool absolu, toujours sans résultats positifs.

Mêmes résultats en cautérisant avec le thermocautère. Les animaux qui ont résisté le plus longtemps sont ceux auxquels on avait pratiqué un simple lavage suivi de frictions avec des tampons imbibés d'eau stérilisée (1).

Il est évident que le charbon détermine chez la souris une infection extrêmement rapide et violente, comme il ne s'en rencontre pas d'analogue chez l'homme. En effet,

(1) Schimmelbusch. — Ueber Desinfection septisch inficierter Wunden. *Fortschritt der Medicin*, 1er et 15 janv. 1895, p. 8 et 49. — Experimentelle Untersuchungen ueber Infection von Wunden. *Centralblatt fur Chir.*, 1894.

même l'ablation de la queue ne réussit à sauver l'animal que si elle est pratiquée, au plus tard, dix minutes après l'inoculation. Il est cependant intéressant de noter que dans aucun cas l'action d'un antiseptique n'a pu retarder l'évolution de la maladie.

Schimmelbusch fit encore des expériences analogues sur le lapin : il infecte une plaie de l'oreille avec des cultures de streptocoque hypervirulent ; là encore, l'antisepsie a donné des résultats négatifs.

Il en conclut que dès qu'une plaie est infectée avec une certaine quantité de microbes, ceux-ci pénètrent très rapidement dans la circulation et dans une série d'expériences entreprises avec Ricker, il démontra que très vite, déjà une demi-heure après l'inoculation, on peut déceler des microbes dans les organes internes (cœur, foie, reins, rate, poumon).

De pareilles recherches ne sont d'ailleurs pas nouvelles, en 1873 déjà *Renault et Bouley* (1) voulant démontrer la rapidité de l'infection, inoculèrent 13 chevaux avec la morve et 22 moutons avec la clavelée. Malgré une cautérisation profonde, 1 à 2 heures après l'inoculation chez le cheval, cinq à dix minutes après chez le mouton, tous les animaux périrent.

Ee 1874, *Collin* (2) voulant démontrer que le bacille du charbon, décrit par Davaine, n'était pas spécifique, invoqua la rapidité avec laquelle évoluait cette infection. Il inocula du sang charbonneux à l'oreille d'un lapin,

(1) In Davaine. — *Œucres complètes*. — Paris, 1890.

(2) Collin. — Nouvelles recherches sur l'action des matières putrides et de la septicémie. *Bull. de l'Ac. de Méd.*, 1873.

fit l'amputation de cette oreille après un temps variable et trouva que cinq minutes après l'inoculation cette opération ne permettait déjà plus de sauver l'animal, il en concluait à la nature chimique du poison de la pustule maligne.

Nissen (1) reprit ces expériences à Halle, en 1891, et en confirma les résultats; de plus en pratiquant l'inoculation aux pattes il put déceler très rapidement les bactéries dans les ganglions de la racine du membre.

Les expériences de Schimmelbusch sur la queue des souris laissent d'ailleurs ce point hors de doute, on pourrait en effet reprocher à Collin une réinfection de la plaie d'amputation que rendait fort plausible ses théories.

Il nous faut cependant répéter qu'il est rare chez l'homme de voir des infections évoluant d'une façon aussi rapide que le charbon chez la souris.

Henle (2) (de Breslau), fait des expériences semblables à celles de Schimmelbusch mais en employant des cultures moins virulentes de steptocoques.

Dans une première série (5 cas), il infecte les deux oreilles d'un lapin, l'une sert de témoin et présente toujours de l'érysipèle, l'autre est amputée après un temps variable et débitée en coupes :

N° 1. — Amputation après six heures. Légère infiltration autour de la plaie, pas de microbes décelables.

N° 2. — Amputation après huit heures. Infiltration assez

(1) Nissen. — Ein experimenteller Beitrag zur Frage der Milzbrand behandlung. — *Deutsche medic. Wochensch.* 1891, p. 1425.

(2) Henle Ueber Desinfection frischer Wunden. — *Archiv. fur. klin. Chir.* 1895, t. XLIX, p. 835.

abondante Nombreux streptocoques dans les espaces lymphatiques.

N° 3. — Amputation après 10 heures. Infiltration très abondante contenant de nombreux microbes même assez loin de la plaie.

N° 4 et 5. — Amputation après 15 et 20 heures. Œdème considérable, microbes nombreux.

Dans une autre série (12 cas), il fait une plaie superficielle aux deux oreilles d'un lapin, plaie qu'il infecte avec du streptocoque. D'un côté (à droite) il désinfecte au bout d'un temps variable en exprimant et en laissant pendant deux minutes sur la plaie un tampon imbibé de sublimé à 1 ou 2 °/₀₀ (ceci pour éviter l'action mécanique du lavage) ; à gauche il ne fait aucun traitement et obtient toujours un érysipèle typique au bout de 30 heures.

La désinfection pratiquée jusqu'à six heures après l'inoculation permet d'éviter l'érysipèle, après dix heures elle n'a plus d'action. L'acide phénique à 4 °/₀ employé une fois donne aussi de bons résultats, l'eau distillée, employée également une fois, n'en a aucun. Devant ces résultats il ne faut pas oublier qu'il s'agit de plaies superficielles.

Schanjawski (1) en opérant sur le lapin, avec des cultures de charbon, prétend que la désinfection est possible encore après cinq minutes, et que ces animaux traités par les antiseptiques résistent plus que les autres. Son expérience porte sur 65 lapins dont 7 furent témoins, 10 traités au sublimé à 1 °/₀₀, 10 à l'acide acétique glacial, 5 au trichlorure d'iode à 2 °/₀, 13 avec des antiseptiques divers.

Goldberg (2) qui répète également les expériences de

(1) *Loc. cit.*

(2) Moses GOLDBERG. — Beitræge sur Frage der asepticher und antiseptischer Wundbehandlung. *Thèse*, Bâle, 1896.

Schimmelbusch avec le charbon sur la souris, arrive, au contraire, aux mêmes conclusions que lui, à savoir que l'antisepsie même énergique est incapable de sauver la vie de l'animal. Il emploie dans ce but l'acide phénique, le sublimé, l'alcool absolu, l'eau bouillante, l'acétate d'alumine à 2 °/₀, le chlorure de zinc, l'acide acétique à 10 °/₀, l'acide nitrique fumant, la créoline à 2 °/₀, la potasse caustique à 10 °/₀, l'animal désinfecté meurt toujours plus rapidement que l'animal contrôle.

Dans une autre série d'expériences, il emploie le staphylocoque doré avec lequel il infecte une plaie profonde chez le lapin. Il trouve que la guérison est toujours plus pénible à obtenir, la suppuration plus abondante chez les animaux traités par les antiseptiques.

Messner (1) dans ses expériences emploie la technique suivante :

Il prend deux lapins de la même portée, de même poids, de même couleur auxquels il pratique une plaie profonde, musculaire, de deux centimètres de longueur et l'infecte avec la même quantité de pus ou de cultures de microbes pyogènes (2 cent. c.), sur un tampon il applique ensuite un pansement sec. Après un temps variable après l'infection, temps qui a été jusqu'à dix-huit heures, il lave soigneusement la plaie, chez un lapin avec une solution antiseptique (lysol ou acide phénique à 3 °/₀), chez l'autre avec une solution de sel marin à 7 °/₀₀, toujours à la température de 37°. Ensuite chez les uns il applique un pansement humide en bourrant la cavité de gaze imbibée de la même solution antiseptique, le pansement est changé après douze heures

(1) Messner. — Experimentelle Studien ueber Wundbehandlung bei inficierten Wunden. Verhandlung der deutschen Gesellschaft fur Chirurgie—23 Congress. In *Centralbl. fur Chir. Beiblatt*, 1894.

et avant d'en appliquer un nouveau il fait un lavage; il n'indique pas s'il se sert d'un imperméable; dans l'autre série il se borne à faire un pansement aseptique, sec.

Son expérience porte sur 23 lapins parmi lesquels tous ceux traités par l'antisepsie guérirent sauf un et tous ceux qui furent pansés aseptiquement, à l'exception de trois moururent au bout de 8 à 14 jours.

Si de ces 23 cas nous en éliminons quatre qui ne servent qu'à prouver la virulence des cultures employées et 3 qui reçurent avant l'infection une injection d'acide phénique il nous en reste 16 dont un ne fut soumis à aucun traitement, 7 furent pansés aseptiquement et desquels 3 guérirent, et 8 traités antiseptiquement parmi lesquels un seul périt.

Ce qui enlève beaucoup de la valeur de ces expériences est que les deux séries ne sont nullement comparables, les uns sont bien traités par des solutions antiseptiques, mais le pansement est humide, il est changé chaque jour tandis que le pansement aseptique est sec, et est renouvelé très rarement. Dans le premier cas on transforme la plaie profonde en une plaie superficielle tandis que dans l'autre on favorise la rétention du pus. Cela est si vrai que le seul cas de mort dans les lapins traités antiseptiquement appartient à un animal dont la plaie ne fut pas tamponnée et dont le pansement resta en place pendant quatre jours.

Messner voulut aussi démontrer que l'acide phénique à 3 °/₀ ne prédispose pas à la suppuration et ne diminue pas la force de résistance des tissus, pour cela il injecte sous la peau du dos la solution précédente et une heure après infecte ses plaies comme précédemment ; nous aurons à revenir sur des expériences analogues.

Lomry (1) fait des recherches du même genre avec l'iodoforme : 18 cas (12 lapins, 6 chiens)—il fait une plaie à chaque cuisse, l'infecte avec du staphylocoque et panse d'un côté avec de l'iodoforme en poudre, de l'autre côté sans antiseptique. Il trouve que les plaies traitées à l'iodoforme ont meilleur aspect, que les microbes sont en quantité moindre, et que la cicatrisation marche mieux que du côté opposé.

Hœnel (2) (de Dresde) étonné des conclusions de Messner, qui se trouvent en contradiction avec les données cliniques et opératoires, reprend en les modifiant les mêmes expériences.

Pour cela il prend 44 lapins, leur pratique sur le dos ou au haut de la cuisse une plaie de 2 à 3 centimètres, après avoir rasé et savonné la place; cette plaie est infectée avec un tampon imbibé d'une quantité donnée (1 à 2 centimètres^3) de substance virulente. Ces tampons sont laissés de 4 à 18 heures dans la plaie, après quoi il procède au nettoyage et au lavage avec une solution d'acide phénique à 3 % dans une série de cas, avec une solution stérilisée de chlorure de sodium dans l'autre. Les animaux étaient, autant que possible, appareillés deux à deux, d'âge, de poids, de grandeur, de couleur, etc., en cas de différence on choisissait le plus faible pour le traitement aseptique.

(1) Lomry. — Ueber den antiseptischen Wert des Iodoforms in der Chirurgie. *Arch. fur klin. Chir.*, 1854, t. LXIII, p. 787.

(2) Hœnel — Zur Frage der Desinfectronsfænigkeit der Wunden. Vortrag gehalten in der chirurgischen Section der 66 Versammlung deutscher Naturforscher und Ærzte in Wien, 27 sept. 1894. In *Deutsche medicinische Wochenschrift*, 21 Februar 1895.

Parmi ces lapins, six furent pansés à sec, trois avec de la gaze phéniquée et trois avec de la gaze stérilisée. Les autres reçurent un pansement humide à l'acide phénique ou à la solution de NaCl, les pansements étant renouvelés tous les jours après un nouveau lavage.

32 inoculations furent faites avec du streptocoque pur ou associé au pyocyanique, 12 avec du staphylocoque.

Hœnel ne voit aucune différence entre le traitement antiseptique et le traitement aseptique :

Si la virulence de l'agent infectieux est très grande, tous les animaux meurent rapidement quel que soit le traitement. (4 cas).

Quand l'évolution est plus lente, tantôt les lésions sont plus grandes dans la série antiseptique, tantôt dans la série aseptique. Parmi les 34 lapins observés, six moururent, trois aseptiques (chez un la mort survenue huit jours après guérison de la plaie doit être attribuée à une autre cause que l'infection) et trois antiseptiques (un également mourut d'hémorrhagie).

Même proportion égale chez les six lapins pansés à sec, il en mourut deux, un de chaque série, tous suppurèrent plus abondamment et plus longtemps que ceux soumis à un pansement humide.

Hœnel conclut qu'il n'est pas possible d'effectuer une désinfection des tissus vivants avec des moyens chimiques et que le libre écoulement du pus, l'ouverture large de la plaie, les conditions physiques du pansement ont une importance beaucoup plus grande que les antiseptiques employés pour la guérison des plaies.

Reichel (1) (de Wurzbourg), en 1895, fait également des expériences sur le modèle de celles de Messner.

Comme animal réactif il prend également le lapin, auquel il fait une plaie profonde, inoculée avec un tampon imbibé de pus, ou de culture virulente ; il suture la plaie et laisse agir le tampon infectant 20 à 24 heures. Au bout de ce temps il rouvre, débride largement, quelquefois en croix, excise le tissu cellulaire infiltré de pus, et lave la plaie, puis la tamponne avec de la gaze légèrement humide, fait ensuite un pansement humide avec un papier imperméable. Le pansement est changé, la plaie lavée, chaque jour. Dans une série il emploie l'eau phéniquée à 3 %, dans l'autre la solution stérilisée de NaCl à 0,6 ‰. Les recherches portent sur 12 lapins, six furent traités à l'acide phénique, cinq moururent : un de phlegmon diffus, un de la rupture intra-péritonéale d'un abcès secondaire du foie ; un de septicémie suraiguë ; deux succombèrent comme les lapins traités par asepsie à une septicémie subaigüe, presque chronique. Tous eurent de la gangrène phéniquée des bords de la plaie. Parmi les six autres traités par la méthode aseptique, trois moururent, un peut être éliminé, il présentait déjà des signes d'infection généralisée avant tout traitement.

Pour lui aussi la désinfection est complètement inutile, l'ouverture large du foyer et le tamponnement sont les principaux facteurs de la guérison, ils transforment ainsi la suppuration fermée en une plaie ouverte. S'il y a infection généralisée, le traitement local est sans influence sur elle.

Reichel fit encore une autre série d'expériences. Il pratique sur des chiens et des lapins avec toutes les précau-

(1) Reichel. — Zur Ætiologie und Therapie der Eiterung. *Archiv fur klin. Chir.*, 1895, t. xlix, p. 561.

tions aseptiques une plaie cutanée de la cuisse. Cette plaie est infectée avec du staphylocoque blanc, puis après une minute environ lavée avec du sublimé dans une série, simplement essuyée avec de la gaze aseptique dans l'autre. Dans aucun cas il n'a pu aseptiser une plaie d'une façon absolue. Il rejette donc l'usage des antiseptiques forts et conseille, si on veut se servir de désinfectants d'employer des solutions faibles.

Boginski (1) en faisant des expériences analogues chez le lapin et chez le cobaye ne trouve aucun avantage au traitement antiseptique. Comme ni l'antisepsie, ni l'asepsie n'arrivent à rendre une plaie amicrobienne, et cela sans qu'on puisse conclure laquelle de ces deux méthodes approche le plus du résultat, il recommande de s'adresser à l'asepsie, cette méthode ayant moins d'inconvénients que la première.

Friedrich (2) cherche à résoudre expérimentalement les questions suivantes :

1° Pendant combien de temps peut-on considérer sûrement une plaie infectée comme une lésion locale ?

2° Quels sont les moyens pour empêcher la généralisation de l'affection ?

Pour cela il se sert comme matériel d'infection de la poussière (corps provenant du milieu extérieur, n'ayant pas les inconvénients d'un matériel artificiel, préparé en cultures pures), il

(1) Boginski. — Bacteriologische Beschaffenheit der Wunden bei aseptischer und antiseptischer Ausfuhrung der Operationen — en russe — *Analyse in Central blatt fur Chirurgie*, 1897, p. 1174.

(2) Friedrich. — Die aseptische Versorgung frischer Wunden. *Archiv. fur klin. Chir.*, 1898, t. LVII, II, p. 288.

obtient chez le cobaye une infection et une intoxication rapide, souvent de l'œdème malin. Ce n'est qu'après six heures qu'il peut déceler sur des coupes des microbes dans les tissus voisins ; si pendant ce laps de temps on fait une excision de la plaie pratiquée à 5 millimètres en dehors, en terrain sain, on préserve les animaux de toute réaction locale ou générale. Après 8 heures il est trop tard et l'excision ne donne plus de résultats. Les antiseptiques chimiques ne lui ont pas donné de résultats sûrs. Ce traitement n'est naturellement que fort difficilement applicable à l'homme.

C. von Eicken (1), de Heidelberg, fait aussi ses expériences sur le lapin.

Technique. Il pratique aseptiquement une plaie sur le dos, l'inocule avec du staphylocoque et suture.

Le lendemain, il rouvre, désinfecte la plaie et applique un pansement humide généralement avec un imperméable. Le pansement est renouvelé tous les deux jours.

1re *Série* : 3 lapins.

1 Désinfection avec phénol à 3 %. Mort en 12 jours. Septicémie.

2 Désinfection avec acétate d'alumine à 2 %. Guérison complète en 24 jours.

3 Désinfection avec solution de NaCl à 6 %. Mort en 7 jours. Septicémie.

2e *Série* : 3 lapins, culture plus virulente.

4 Désinfection avec phénol à 3 %. Larges incisions. Guérit en 22 jours après forte suppuration.

(1) C. von Eicken. — Ueber die Desinfection inficierter Wunden. *Beitræge fur klinischen Chirurgie*, 1899, xxiv, 2, p. 353.

5 Désinfection avec acétate d'alumine. Mort en 8 jours. Septicémie.

6 Désinfection avec solution de NaCl. Guérison en un mois.

3e *Série.*

7 Désinfection avec phénol. Mort en 7 jours. Septicémie.

8 Désinfection avec acétate d'alumine. Mort en 10 jours. Septicémie.

9 Désinfection avec solution de NaCl. Mort en 3 jours.

4e *Série.*

10 Désinfection avec phénol. Mort en 9 jours après forte suppuration locale.

11 Désinfection avec acétate d'alumine. Mort en 8 jours. Septicémie, pleurésie, péritonite, péricardite purulentes.

12 Désinfection avec solution de NaCl. Mort en 10 jours. Suppuration locale.

5e *Série* : pansements plus fréquents, pas d'imperméable.

13 Désinfection avec phénol. Guérison en 71 jours.

14 Désinfection avec acétate d'alumine. Guérison en 24 jours.

15 Désinfection acec solution de NaCl. Guérison en 99 jours.

6e *Série :* pansement avec imperméable, infection très légère.

16 Désinfection avec phénol. Guérison en 90 jours.

17 Désinfection avec acétate d'alumine. Guérison en 40 jours.

18 Désinfection avec solution de NaCl. Guérison en 10 jours.

7e *Série* : pas d'imperméable.

19 Désinfection avec phénol. Guérison en 45 jours.

20 Désinfection avec acétate d'alumine. Guérison en 37 jours.

21 Désinfection avec solution de NaCl. Guérison en 36 jours.

Il résulte de ces expériences que les mesures mécaniques ou physiques, ayant pour but de fournir un libre et facile écoulemeut au pus (larges incisions, pansements fréquents et absorbants) ont une action sur la plaie. Le rôle des antiseptiques est au contraire fort douteux. Il faut de plus remarquer que la question du traitement des plaies infectées ne peut être résolue par des expériences sur les animaux ; chez le lapin, par exemple, le pus est toujours très épais, et bien plus difficilement absorbable que chez l'homme,

Ce n'est pas seulement dans les plaies par section, superficielles ou profondes, qu'on a essayé la valeur des divers traitements sur l'animal, d'autres auteurs, particulièrement le professeur *Tavel* (1) (de Berne) et ses élèves s'adressent aux *plaies par armes à feu.*

Tout d'abord il s'agit de savoir si ces plaies doivent être considérées comme infectées, et d'où vient l'infection ? Il est évident qu'une balle qui traverse des vêtements non stérilisés doit s'infecter au passage, mais la balle elle-même peut-elle servir d'agent d'inoculation ? M. Tavel ainsi que Mlle Pustoschkin (2) l'ont prouvé en infectant des balles avec des cultures diverses et en tirant sur des boites de gélatine, le trajet tout entier de la balle était ensuite découpé avec une éprouvette spéciale et cultivé. Ces expériences ont prouvé que l'échauffement de la balle, même après un feu de magasin était

(1) Recherches expérimentales sur l'infection et la désinfection des plaies par armes à feu. *Revue de chirurgie*, déc, 1899, p. 685.

(2) *Thèse*. Berne, 1895.

insuffisant, non seulement pour la stériliser, mais même pour diminuer la virulence des germes employés.

Schwarzenbach (1) montre que les balles s'infectent en passant à travers les vêtements.

Probst (2) démontre que les plaies par armes à feu chez les animaux constituent une lésion qui affaiblit les tissus dans une mesure bien plus grande que la simple incision linéaire faite avec un instrument tranchant.

Muller (3) qui inocule les balles avec des streptocoques à virulence exaltée voit mourir tous les animaux (9 cas) quel que soit le traitement (cautérisation à la teinture d'iode ; au thermo cautère, ou drainage).

Koller (4) s'adresse à des microbes de virulence moyenne, (staphylocoques, streptocoques, pyocyanique inoculés sur une balle de plomb dur, coiffée d'acier, préalablement dégraissée et désinfectée. Il opére sur des séries de six animaux :

Le 1er (animal de contrôle) est immédiatement suturé et reçoit un pansement occlusif.

Le 2e est drainé avec un drain en verre,—pansement ouaté ; l'ouverture de sortie est suturée.

Le 3e est drainé avec une mèche de gaz iodoformée.

Le 4e est cautérisé avec de l'acide phénique à 5 %.

Le 5e avec de la teinture d'iode forte.

(1) *Thèse*, Berne, 1896.

(2) Th. Probst. — Recherches sur l'infection des plaies par armes à feu, *Thèse*, Berne, 1896.

(3) Muller. — *Thèse*, Berne, 1895.

(4) H. F. Koller. — Experimentelle Versuche ueber die Therapie, inficierter Schusswunden. *Deutsch. Zeitsch. fur Chir.*, 1897, t. XLVII, p. 211.

Le 6e avec le thermo cautère, toujours pansement ouaté.

Voici le résultat de ces expériences :

1re série : staphylocoque doré.

1.	An. contrôle...............	guéri en 19 jours
2.	Traité par drain de verre....	— 20 —
3.	— gaze iodoformée..	— 28 —
4.	— acide phénique 5 °/o	mort en 37 —
5.	— teinture d'iode....	— 38 —
6.	— thermo cautère...	— 27 —

2e série : staphylocoque doré.

1.	An. contrôle...............	guéri en 20 jours
2.	Traité par drain.............	— 21 —
3.	— gaze iodoformée...	— 29 —
4.	— acide phénique....	mort en 69 —
5.	— teinture d'iode.....	— 9 —
6.	— thermo cautère....	— 25 —

3e série : même microbe, culture plus virulente.

1.	An. contrôle.....	mort en 3 jours (infection secondaire).
2.	Traité par drain.............	mort en 97 jours
3.	— gaze iodoformée...	— 59 —
4.	— acide phénique....	— 7 —
5.	— teinture d'iode.....	— 4 —
6.	— thermo cautère....	— 7 —

4e série : même culture en quantité plus faible.

1. An. contrôle.................		guéri en	34 jours
2. Traité par drain.............		—	102 —
3. —	gaze iodoformée...	—	42 —
4. —	acide phénique	mort en	13 —
5. —	teinture d'iode.....	—	33 —
6. —	thermo cautère....	—	32 —

5e série : bacille pyocyanique.

1. An. contrôle................		guéri en	29 jours
2. Traité par drain.............		—	27 —
3. —	gaze iodoformée...	—	34 —
4. —	acide phénique....	—	45 —
5. —	teinture d'iode	mort en	60 —
6. —	thermo cautère....	—	45 —

6e série : Streptocoque encapsulé.

1. An. contrôle................		guéri en	43 jours
2. Traité par drain.............		—	33 —
3. —	gaze iodoformée...	—	46 —
4. —	acide phénique....	mort en	10 jours
5. —	teinture d'iode....	—	21 —
6. —	thermo cautère....	—	21 —

Ces expériences sont très suggestives en ce sens que les meilleurs résultats ont été constamment obtenus par l'abstention de tout traitement (animal témoin). Les résultats fournis par le drainage avec la gaze iodoformée ou le drain de verre ne sont pas de beaucoup inférieurs, mais les effets du traitement énergiquement antiseptique sont désastreux.

Il semble, dit Koller, que l'action chimique du phénol ou de l'iode, ou l'action mécanique de la chaleur soit venue s'ajouter à l'action du corps vulnérant pour amoindrir la force de résistance des tissus.

En pratique, l'infection primitive par la balle est peu de chose en comparaison de l'infection secondaire, ce qui implique toujours la nécessité d'un pansement obturant la solution de continuité.

CHAPITRE XI

Action des antiseptiques sur les tissus vivants.

C'est également par des recherches sur les animaux qu'on a cherché à se rendre compte de l'action des antiseptiques sur les tissus vivants.

Von Eicken (1) pratique d'une façon aseptique sur des lapins des plaies profondes ; après hémostase, il introduit dans la plaie un petit tampon de gaze imbibé de la solution à examiner — pansement humide avec la même solution. Après six heures on sacrifie l'animal et on fait des préparations pour l'étude microscopique du foyer.

Comme résultat général on trouve le maximum des lésions dans le voisinage immédiat de la plaie. Les fibres musculaires sont en dégénérescence hyaline, leur striation est à peu près détruite ; on trouve de nombreux leucocytes entre les fibres. Plus en dehors on trouve une

(1) *Loco cit.*

deuxième zone où les lésions sont moins marquées et qui se continue graduellement avec le tissu sain.

Les plus forts dégâts se trouvent quand on fait usage de l'acide phénique à 3 %, la première zone, zone de dégénérescence complète, est très étendue, beaucoup plus que la deuxième zone. Les lésions sont ensuite en ordre décroissant d'intensité avec le sublimé à 1 ‰, l'acétate d'albumine à 2 % (les deux zones sont alors sensiblement égales) ; avec le chlorure de sodium les lésions sont à leur minimum.

Il fit avec le sublimé des recherches en série, laissant agir l'antiseptique pendant un temps plus ou moins long (1 h., 2. h., 24 h.), les lésions sont toujours les mêmes, mais à des degrés divers.

Avec le sublimé et le phénol les lésions furent de beaucoup plus importantes quand on fit usage d'un imperméable.

Rontchewsky (1) en 1890 déjà, avait fait des expériences analogues, il pratique sur des lapins des plaies musculaires, et les traite avec du sublimé à 1 ‰, du phénol à 3 % et du chlorure de sodium à 7 ‰. Après un temps variable (de 18, 24 heures à 11 jours) il prend un fragment de muscle et l'examine après en avoir fait des coupes.

Il trouve que la plaie traitée par une solution antiseptique se cicatrise plus lentement, les leucocytes se multiplient moins, et d'une façon plus tardive.

(1) Rontchewski. — Influence des solutions antiseptiques dans le traitement des plaies (en russe). Analyse par E. Braatz, *in Centralbl. fur Chir.*, 1892, n° 42, p. 850.

Il résulte de ces expériences que les antiseptiques usuels ont une influence fâcheuse sur les tissus vivants.

Quelques expérimentateurs ont cherché à préciser cette action et se sont demandé si les substances chimiques employées comme antiseptiques ne pouvaient pas être elles-mêmes pyogènes.

Steinhaus (1) prouva que ce n'était pas le cas du sublimé, ni de l'acide phénique, mais *Bujwid* (2) montra que des doses de staphylocoques dorés, trop faibles pour être pyogènes, le deviennent quand elles agissent concurremment avec l'acide phénique à 2 °/₀ ou le sublimé a 1 °/₀₀ ; nous avons vu que *Messner* (3) était d'un avis opposé. *Herman* (4) reprit ces expériences de la façon suivante :

Il se sert de cultures de staphylocoque blanc, de virulence égale et contenant toujours le même nombre de microbes par centimètre cube (env. 520 millions). Pour amener un abcès il faut 3/4 à 1 cc ^{3} chez le lapin, 0,10 cc ^{3} chez le chien :

1°.Trois lapins reçoivent chacun une injection hypodermique d'acide phénique à 3 °/₀. Une heure après, inoculation au même point avec 0.10 cc ^{3} de culture de staphylocoque (dose insuffisante à elle seule). 10 jours après 2 lapins présentaient des

(1) Steinhaus. — Litterarische, kritische, expérimentelle und klinische Studien. Leipsick 1885. Cité par Herman.

(2) Bujwid. — *Centralblatt fur Bacteriolog.*, 1888, n° 19, cité par Herman.

(3) *Loco citato.*

(4) Herman. — De l'influence du terrain organique sur l'action des microbes pyogènes. *Annales de l'Institut Pasteur*, 1891, n° 4, p. 243.

abcès, le troisième une tumeur dure; le pus des abcès contenait du staphyloc. pur. Deux lapins témoins ayant reçu 1 et 2 cc ³ de phénol sans infection ultérieure ne présentèrent aucune réaction.

Il obtint les mêmes résultats, mais d'une façon moins marquée, avec le sublimé.

Cet antiseptique est bien résorbé, sans nécrose, en injections sous-cutanées de 1 et 2 cc ³ ; si on inocule ensuite 0,50 cc ³ de culture de staphylocoque il y a toujours suppuration; pas avec des doses moindres.

D'autres substances, telles que l'acide lactique ou acétique, produisent des nécroses très étendues mais ne donnent jamais d'infection même avec des doses faibles de staphylocoques.

Dans un autre ordre d'idées, Mlle *Kowalewsky* (1) cherche à démontrer que les antiseptiques ont une action heureuse sur ces plaies, non pas en tuant les microbes, mais en favorisant le développement des leucocytes (leucocytose) et en les appelant à l'endroit blessé (chimiotaxie positive).

Technique. — Pour examiner la leucocytose on injecte la substance à essayer dans l'oreille d'un lapin, la numération se fait avec du sang pris du côté opposé. Pour se rendre compte de la chimiotaxie on introduit sous la peau du ventre, avec un trocart spécial, des tubes capillaires stérilisés et remplis de la solution à l'essai.

(1) Mlle Olga Kowalewsky. — Relations de la chimiotaxie et de la leucocytose avec l'action antiphlogistique de diverses substances. *Th.*, Berne, 1896.

Voici les résultats de cette dernière expérience :

NaCl à 0,75 %, action chimiotaxique		indifférente ou légèrement positive
Sulfate de soude 1 %	»	» »
Eau distillée	»	» »
Solution de sel et soude (NaCl 0,75 % + Na^2CO^3 0,25 %)		»
Solution aqueuse d'Iode (0,015 ‰)		» »
» de Lugol (Iode 1. KI. 2. Eau 300)		fortement »
» d'iodure de potassium	1 %	faiblement »
» » »	2 %	» »
» » »	5 %	action plus forte
» » »	10 %	» très forte
» » »	20 %	» »
Trichlorure d'iode (ICl^3)	1 ‰	résultat douteux
»	1 %	action positive
Monochlorure d'iode	1 ‰	»
» »	2 ‰	»
» »	1 %	»
Biiodure de mercure (HgI^2)	1 ‰	action positive forte
» »	2 ‰	» »
Sublimé	1 ‰	» »
Chlorure de zinc	0,5 ‰	» »
» »	5 ‰	» » faible
» »	1 %	» indifférente
» »	5 %	» douteuse
Sulfate de zinc	0,5 ‰	» positive
» »	5 ‰	» » forte
» »	5 %	» » très forte

Mlle Kowalewsky en conclut que toutes ces substances ont un pouvoir chimiotaxique plus ou moins fort; ces mêmes substances introduites dans le sang produisent une leucocytose dont le degré est proportionnel à celui de la chimiotaxie et que grâce à cette action les antiseptiques auraient une action favorable dans le traitement des plaies.

Il nous semble que cette action est bien faible et peu importante à côté des dégâts occasionnés par les solutions antiseptiques.

CHAPITRE XI

Examen bactériologique des plaies humaines.

Ce mode d'examen qui se propose d'étudier au point de vue bactériologique une plaie accidentelle avant tout traitement, puis après détersion mécanique et lavage, et de répéter cette étude aux pansements suivants, doit nous donner des résultats bien plus utiles au point de vue pratique. Il n'est malheureusement pas toujours facile à suivre dans toute sa rigueur.

Riggenbach (1), dont nous avons vu les recherches sur les plaies accidentelles, en soumit une partie à des pansements aseptiques (secs) et l'autre à des pansements antiseptiques (airol en poudre) après lavage au sublimé ou bain de 10 minutes dans la solution à 1 °/oo. La peau environnante était toujours lavée avec du savon noir et eau chaude, essence de thérébenthine, alcool, éther.

(1 *Loco cit.*

Il trouve que les microbes diminuent à chaque pansement antiseptique, tandis qu'ils augmentent avec les pansements aseptiques et se déclare, par conséquent, partisan de l'antisepsie qui, si elle ne peut pas tuer tous les germes, les rendrait inoffensifs soit en les affaiblissant, soit en fortifiant l'organisme.

Brunner est également partisan de l'antisepsie, à condition cependant d'employer des solutions faibles, l'irrigation au sublimé n'a d'autre effet qu'une action mécanique, en entraînant les microbes contenus dans l'exsudat, ce que fait aussi bien la solution de chlorure de sodium ; l'examen montre toujours des microbes immédiatement après l'irrigation ; l'action du sublimé restant sur la plaie est fort hypothétique.

Quant aux pansements, il trouve, surtout dans les plaies superficielles, des avantages à l'emploi d'antiseptiques dont l'action n'est pas paralysée par les sécrétions de la plaie (iodoforme, airol, sels d'argent). En aucun cas, il n'a vu les microbes disparaître, mais toujours les symptômes cliniques se sont amendés.

D'autre part, les pansements étaient changés tous les jours, et faits de façon à assurer le libre écoulement du pus et des liquides. Nous reproduisons plus loin quelques-unes de ses observations (VI, VII et VIII) à ce sujet bien qu'elles ne nous paraissent pas convaincantes.

Von Eicken fit aussi des recherches. A chaque changement de pansement, il ensemence un tube de gélatine, qu'il coule ensuite dans une boîte de Petri et après quelques jours, fixe à la formaline et fait une numération.

Il ne trouve aucun effet, utile ou nuisible, résultant de

l'emploi des antiseptiques. Lui aussi attache une grande importance aux conditions physiques du pansement qui est toujours évaporant, par cela même ces solutions antiseptiques ne restent pas longtemps en contact avec la plaie, ce qui explique leur innocuité. Nous avons vu qu'il n'en était pas de même si on employait un imperméable. (Voir observations IX, X et XI).

L'observation XVIII, qui nous est personnelle, nous montre ce fait curieux, noté déjà par d'autres auteurs d'ailleurs, d'une plaie contaminée, guérissant très bien, sans suppuration et sans signes cliniques d'infection, malgré la présence constante de nombreux microbes dont quelques-uns sûrement pathogènes. Nous y reviendrons à propos des conditions physiques du pansement.

CHAPITRE XIII

Résultats des observations cliniques.

Les examens bactériologiques des plaies humaines sont loin d'être toujours concordants avec les résultats cliniques aussi est-ce à l'observation que reste en définitive le dernier mot, d'autant plus que sur ce point comme sur beaucoup d'autres la pratique avait depuis longtemps devancé la théorie.

Dès 1888 déjà *Zeidler* (1) traitait aseptiquement les plaies suppurantes ; il les nettoie avec de la gaze stérilisée, ne fait en général pas d'irrigation, si cependant elle est nécessaire il emploie la solution stérilisée de NaCl. Les plaies sont tamponnées mollement, mais soigneusement avec de la gaze stérilisée ; on met ensuite une couche de gaze, un coussinet de laine de bois ou de mousse, etc. Au changement de pansement la plaie est nettoyée avec de l'éther ou de la benzine.

(1) Dr H. Zeidler, assistant à l'hôpital Obuchoff à Saint-Pétersbourg. Ueber aseptische Behandlung von Eiterungen. *Centralblatt fur chir.*, 1895, p. 345.

Les plaies granuleuses sont en général pansées à sec avec de la gaze stérilisée.

Dans les cas où il faut un pansement humide, c'est l'humidité qui agit et non l'antiseptique, l'effet est le même, qu'on emploie l'acide phénique, le sublimé ou la solution de NaCl. Il n'a jamais observé aucun effet de l'iodoforme.

La condition essentielle du pansement est d'être bien absorbant et évaporant.

C'est pourquoi il ne faut jamaïs mettre d'imperméable les pansements doivent être changés chaque jour.

Les résultats de ce traitement sont satisfaisants, bien supérieurs à ceux donnés par l'antisepsie énergique, les sécrétions diminuent, les granulations se développent normalement; jamais il n'a observé de phénomènes de décomposition même quand le pansement restait plusieurs jours.

Toujours à Saint-Pétersbourg, mais à l'hôpital Marie, le Dr Trachtenberg, également, renonce à l'antisepsie. Voici les quelques détails que nous devons à son obligeance :

Le service de chirurgie, à l'hôpital Marie, comprend deux salles d'opérations nouvellement construites, ayant chacune une salle de pansement distincte. Lors de sa nomination (1891), M. Trachtenberg employa une des salles (celle du 2e étage) pour les opérations aseptiques, l'autre (celle du 3e étage), pour les malades infectés, qui étaient opérés antiseptiquement ; les pansements étant toujours faits dans une salle distincte.

Après de nombreuses observations bactériologiques et

cliniques, M. Trachtenberg abandonna complètement l'antisepsie dès 1893, tout en gardant ses deux salles d'opérations distinctes, l'une pour les malades infectés, l'autre pour les opérations aseptiques.

La stérilisation des instruments, des matériaux de suture et de pansement se fait dans la vapeur courante chauffée à 120° c. L'eau est stérilisée par le chauffage à 105° c. pendant deux heures.

Le sublimé, l'alcool, l'éther, ne servent qu'au lavage des mains et du champ opératoire.

La statistique des 3700 grandes opérations faites pendant les dix dernières années est meilleure que celle des dix années précédentes, tant au point de vue de la mortalité que des résultats opératoires (1).

Landerer (2), en 1890, qui trouve que les antiseptiques même aux doses usuelles peuvent avoir une influence fâcheuse sur les reins, se range exclusivement à l'asepsie; il se sert cependant de gaze sèche au sublimé mais uniquement parce qu'il ne peut la stériliser lui-même et qu'il n'a pas confiance en celle du commerce.

Helferich (3) traite tous les phlegmons graves, principalement ceux de la main, par l'asepsie et renonce absolument aux antiseptiques par crainte de leur action sur les tissus et sur les reins dont l'intégrité importe à un

(1) Dr TRACHTENBERG, chirurgien de l'hôpital Marie, à Saint-Pétersbourg. Communication personnelle. 19-21 mars 1901. (Inédite).

(2) LANDERER (de Lepsig). — *Trockenes Wundverfahren. Wiener Klinik*. 1890, p. 33.

(3) Dr-Pr HELFERICH. — (Greifswald). Ueber Behandlungschwerer Phlegmonen. *Berliner klinische Wochenschrift*, 1892, n° 4, p. 61.

si haut point chez les suppurants. Il pratique simplement des lavages à l'eau salée. Il se sert cependant de gaze iodoformée qui peut rester dans la plaie, pendant plusieurs jours; le reste du pansement, purement stérilisé, est changé chaque jour.

Egbert Braatz (1). — D'après une statistique de 200 cas de plaies infectées (y compris des panaris, furoncles, anthrax, fistules à l'anus et même des lésions tuberculeuses), tient les antiseptiques pour absolument superflus.

Il recommande le traitement ouvert des plaies qui empêche le développement des anaérobies.

Il n'emploie l'iodoforme « qui dès le début a été surfait » même pas pour les lésions tuberculeuses.

Wœlffler (2) se range également au même avis.

Les observations XII, XIII, XIV, XV, XVI, XVII et XVIII nous amènent à des conclusions absolument identiques. D'ailleurs les résultats obtenus dans le service de M. le professeur Terrier, dans lequel elles ont été recueillies, sont également conformes à ces théories, et depuis longtemps M. Terrier n'utilise les antiseptiques chimiques que d'une façon tout exceptionnelle.

A la consultation de l'hôpital Bichat, M. Peraire avait personnellement renoncé aux pansements antiseptiques depuis 1891 déjà, même pour les plaies infectées et suppurantes, et cela avec d'excellents résultats.

(1) Egbert Braatz, privat docent à Kœnigsberg. — Die Therapie infizirter Wunden. *Berliner Klinik*, H. 114, décembre 1897.

(2) Ueber die Methoden und Erfolge der Wundbehandlung. *Prager med. Wochenschr*, 1897, n° 35, 37, p. 417.

CHAPITRE XIV

Les conditions physiques du pansement.

En résumant les chapitres précédents, nous voyons que les expériences sur les animaux ne démontrent nullement une action favorable des antiseptiques. Les expériences bactériologiques et les observations cliniques sur l'homme ne concluent pas davantage en leur faveur; tout au contraire elles montrent qu'avec l'asepsie, sans remèdes « énergiques », on obtient des résultats équivalents sinon meilleurs à condition d'observer soigneusement les conditions physiques du pansement.

Depuis la découverte de l'antisepsie, d'une façon générale deux méthodes de pansement sont en usage : le *pansement sec* qui consiste à appliquer en contact avec la plaie soit une substance pulvérulente telle que l'iodoforme ou ses succédanés, soit de la gaze sèche imprégnée d'un antiseptique et le *pansement humide* consistant en l'application sur la plaie de compresses de gaze fortement imbibées de liquides antiseptiques divers et protégées contre l'évaporation par un tissu imperméable. Dans l'un et l'autre cas, le but proposé est d'entretenir une action bactéricide permanente dans la plaie. Nous avons vu ce qu'il fallait penser de l'action chimique des substances employées ; de plus quelques objections se présentent contre ce mode de faire : le pansement sec n'absorbe que fort peu les sécrétions de la plaie, et s'il n'est pas fréquemment renouvelé, il favorise la rétention et l'absorption des produits toxiques et par conséquent ne convient qu'aux plaies en voie de cicatrisation. Le pansement humide doit par définition être changé fréquemment, il offre donc cet inconvénient à un degré moindre; mais à côté de l'action de l'antiseptique, intervient encore un autre facteur : la *chaleur humide*.

Steinmetz (1) a étudié son rôle en faisant à des animaux des pansements humides sans antiseptique ; pour cela il pratique chez le lapin une plaie profonde, avec toutes les précautions antiseptiques, et l'infecte avec un centimètre cube de bouillon de culture de staphylocoque de deux jours. Il prend toujours deux lapins appareillés de race, de poids, etc. Chez l'un il fait un pansement sec qui est renouvelé tous les deux jours. Chez l'autre il fait un pansement humide avec une compresse de gaze stérilisée de 5 cent.², épaisse de 1 centimètre et demi, imbibée de solution NaCl stérilisée et recouverte d'un papier imperméable stérilisé la dépassant en tous sens de 1 centimètre au moins, le panse-

(1) Dr Steinmetz. Kreizartz in Rappoldweiler. Beitrag zur Frage der Behandlung inficirter Wunden mit feuchten Verbænden. *Deutsche Zeitschrift fur Chir.*, 1895, t. XLI, n° 189.

ment est renouvelé tous les jours. Sur sept expériences :

Trois fois le lapin pansé à sec guérit, et celui qui a reçu le pansement humide meurt, une fois c'est le lapin pansé à sec qui meurt (le pansement n'avait pas été changé de 5 jours) tandis que l'autre lapin guérit après une longue suppuration.

Dans un autre cas, ils meurent tous deux mais le lapin pansé à sec meurt beaucoup plus tard que l'autre (la plaie était guérie, suppuration ganglionnaire).

Enfin dans un cas où deux lapins avaient reçu un pansement humide au sublimé à 1 ‰ ils meurent tandis que ceux pansés à sec guérissent.

Si on prépare un lapin pour l'opération (rasé, savonné, etc.) mais sans faire de plaie, et si on applique un pansement humide comme ci-dessus, on n'obtient pas de résultats.

Dans une autre série d'expériences, Steinmetz prend 4 lapins, pratique à deux d'entre eux une plaie comme précédemment, et applique à l'un un pansement sec, à l'autre un pansement humide, le troisième reçoit un pansement humide sans qu'on lui ait fait de plaie et le quatrième n'est pas pansé. Ils reçoivent alors tous quatre dans l'oreille 0,10 cent. c. de culture de staphylocoque datant de trois jours en injection intra-veineuse; tous meurent de septicémie sans avoir présenté de réaction du côté de la plaie.

La chaleur humide étant favorable au développement des microbes, le seul avantage de ce mode de pansement était son enlèvement journalier ; devant les résultats obtenus ; Steinmetz repousse le pansement humide et préconise le pansement sec, ou quand le pus est trop épais et difficilement absorbable, le pansement avec de la gaze humide, mais sans imperméable.

Kudrjaschow (1), après des expériences analogues arrive aux mêmes conclusions.

Mais le mérite d'avoir précisé scientifiquement ces données appartient à *Preobrajensky* (2) dont il nous semble intéressant de reproduire les expériences un peu longuement.

1° Si sur une mèche de gaze, trempant dans l'eau par sa partie inférieure, on place un petit fragment de bleu d'aniline ou de toute autre couleur soluble dans l'eau : seule la partie située au-delà du fragment se colorera, si la vitesse d'évaporation est suffisante et si le courant de bas en haut qu'elle provoque a une vitesse supérieure à celle que prendraient en sens inverse les couches bleuies par suite de la diffusion et de leur augmentation de densité. Si au contraire l'évaporation est gênée, soit en saturant l'air de vapeur d'eau, soit en mettant le tout sous cloche ou en entourant le bout libre de la mèche d'un tissu imperméable, les couches colorées voyagent en sens inverse et le liquide du verre finit par se teinter.

Si au lieu de gaze on emploie la ouate hydrophile, il faut avoir soin d'écheveler un peu le bout libre pour augmenter la surface d'évaporation.

L'évaporation est encore activée en saupoudrant l'extrémité libre de substances pulvérulentes qui se mouillent au contact de la ouate si leur adhésion moléculaire pour l'eau est supé-

(1) A. S. Kudrjaschow. — Die feuchte Turunde und der feuchter Verband (kuhlende Verband). *Wojenno medizinski shurnal*, juillet 1896. *Analyse in Jahresbericht ueber Chirurgie*, 1897.

(2) Preobrajenski (de Saint-Pétersbourg). — Les bases physiques du traitement antiparasitaire des plaies. *Annales de l'Institut Pasteur*, sept. 1897, p. 699.

rieure à celle de la ouate (iodoforme, charbon, sous-nitrate de bismuth).

L'expérience réussit également si on la complique en introduisant au départ de l'eau une action osmotique :

De petits sacs de parchemin, remplis de liquide colorant (solution de bleu d'aniline par exemple), laissent diffuser ce bleu quand on les plonge dans l'eau. Si au collet du sac on adapte des mèches faites de matériaux divers, on verra, suivant que la vitesse d'évaporation sur la mèche compensera ou non le courant d'exosmose, l'eau qui baigne le sac se colorer ou non.

Si au lieu d'employer des substances solubles on s'adresse aux microbes, il y a une différence assez grande, ces derniers pouvant remonter un courant beaucoup plus vite en vertu de leur rapidité de multiplication que des substances solubles en vertu de leur diffusibilité.

L'expérience donne cependant les mêmes résultats :

Un entonnoir, rempli de gaze, plonge par son col dans un ballon contenant du bouillon et dont l'ouverture est fermée par un tampon d'ouate ; on stérilise le tout à l'autoclave. La gaze, devenue humide par aspiration capillaire, est alors infectée avec du colibacille et le tout est abandonné à l'évaporation à l'air sec, le bouillon sera aspiré peu à peu et restera stérile jusqu'aux dernières gouttes.

Dans un air humide, à l'étuve, sous une cloche, il se troublera au contraire bientôt parce qu'alors la vitesse de propagation des bactéries de haut en bas dépassera la vitesse d'ascension du liquide de bas en haut.

La nature et la position du pansement, les conditions extérieures d'humidité et de température peuvent donc avoir une influence sur le sens et la vitesse du courant qui peut drainer les liquides d'une plaie et empêcher les absorptions que ne manquerait pas d'amener la stagnation.

Préobrajenski fait ensuite des expériences sur les animaux pour se rendre compte de l'influence du pansement sur l'absorption à la surface des plaies :

1° *Expériences sur la souris blanche.* Il emploie la strychnine à cause de la netteté de ses réactions et pratique des plaies superficielles (abrasion de l'épiderme au rasoir), profondes, ou des trajets en séton, dans lesquels on met de la gaze saupoudrée de strychnine ou imbibée d'une solution, en grand excès. (Il faut 0,05 mmgr. de strychnine pour tuer une souris.)

D'une façon à peu près constante, Préobajensky a pu constater sur 150 expériences environ, *que si le pansement réalise des conditions d'absorption ou d'évaporation suffisantes, la pénétration de substances toxiques dans l'organisme était empêchée.* La forme et la direction de la plaie ont une grande importance, en favorisant plus ou moins le drainage. Si on supprime l'évaporation, l'animal meurt.

2° *Chez le cobaye*, Préobrajensky emploie la ricine (dose mortelle 0 gr. 75 centigr.). Les conditions pour sauver l'animal sont ici assez étroites, mais en les réalisant on peut laisser le toxique dans la plaie impunément jusqu'à complète guérison. Pour cela il faut que la plaie ne soit ni trop sèche, ni trop humide, il est bon d'activer l'exsudation par des excitants et de favoriser l'évaporation par des pansements lâches et des substances pulvérulentes. Les plaies les plus dangereuses sont les plaies superficielles.

Quand la plaie est un séton d'un demi-centimètre de longueur pratiqué dans le tissu sous-cutané et traversé par une mèche de gaze imprégnée de ricine, il n'y a pas d'intoxication, tandis que l'injection hypodermique de la même substance tue très rapidement.

Influence des substances pulvérulentes. — Des lésions superficielles chez les animaux ont été recouvertes de poudre de café, de charbon, de craie, de magnésie, de talc ou d'iodoforme et ensuite saupoudrées de strychnine, ou bien on a fait l'inverse, la strychnine d'abord, les poudres ensuite. D'ordinaire l'animal a survécu alors qu'il mourait si on mettait la strychnine seule.

Influence des lavages antiseptiques. — La plaie étant faite, avant de la saupoudrer de strychnine, il fait un lavage avec la solution à l'étude.

Avec *l'acide phénique et le sublimé* l'exsudat augmente, s'il reste stagnant le poison est absorbé et l'animal meurt. Si, aux premiers symptômes d'empoisonnement, on met un pansement absorbant, l'animal est le plus souvent sauvé.

D'une manière générale, quand l'exsudat augmente, alors que l'absorption et l'évaporation par le pansement sont gênées ou font défaut, on crée des conditions favorables à l'absorption des substances toxiques par la plaie.

Les résultats sont les mêmes avec *l'alcool* qui pourtant dessèche la plaie ou avec *la glycérine* qui l'empêche de se dessécher.

L'huile et les corps gras se comportent différemment suivant que leur application est antérieure ou postérieure à celle du poison. Si on les met avant, le poison n'agit pas, si on les met après, l'animal meurt ; dans les deux cas l'huile fait barrière.

Influence des matières putrides. — Il fait pratiquer sur des chiens, par des garçons d'amphithéâtre, dans des salles de dissection, avec des instruments septiques, des plaies de 15 à 20 cm. de long. Ces plaies sont ensuite suturées et guérissent sous le pansement approprié, sans suppuration ni rougeur, et cela sans qu'il soit fait usage d'antiseptiques.

Des plaies granuleuses, faites dans les mêmes conditions en enlevant un lambeau de peau avec le tissu sous-cutané guérissent sans suppurer. Le pansement se composait de gaze recouverte d'ouate hydrophile et maintenue par une bande de gaze ; tous les jours on plongeait un bout de la gaze qui recouvrait la plaie dans de l'eau distillée, le liquide qui s'élevait par capillarité était siphonné par une autre bande de gaze. Si on recouvre la plaie de ouate non hydrophile, la plaie suppure.

Les mêmes résultats ont été obtenus en recouvrant les plaies de sang putréfié qui en injection intraveineuse tuait l'animal en 12 heures.

Avec le pansement absorbant les plaies guérissent sans fièvre ni suppuration.

Si on met de la ouate non dégraissée, ou un protective, il y a immédiatement suppuration et fièvre très violente.

En arrosant les plaies avec des cultures de charbon, la mort est fortement retardée chez les animaux traités par un pansement absorbant.

L'évaporation du pansement est donc un facteur important. Il importe de la maintenir, soit en renouvelant le pansement lorsqu'il est souillé, soit en évitant les liquides non volatils tels que la glycérine. L'eau en trop grande abondance est aussi à éviter parce qu'elle dilue l'exsudat et change la direction des courants osmotiques.

Après ces expériences avec des substances chimiques, Preobrajensky s'adresse à des plaies infectées. Il opère sur le lapin (45 cas).

Il pratique au bistouri, dans le tissu sous-cutané, un trajet en séton long de 1 cent., large de 1,5 cent. Dans ce trajet on passe une bande de gaze qui est nouée au dehors, sans autre pansement.

a) Gaze trempée dans une culture de streptocoques. 4 lapins, 2 laissés dans une cage rendue aussi humide que possible meurent, les 2 autres laissés à l'air très sec guérissent en montrant un peu d'irritation dans le voisinage de la plaie.

b) Gaze sèche, inoculée avec une culture très virulente en grande quantité. Tous les animaux meurent en 24 heures.

c) Gaze sèche, la culture est inoculée peu à peu, au fur et à mesure que la gaze l'absorbe. Les lapins ne présentent aucune réaction.

d) Gaze sèche, 2 lapins traités comme en *c* résistent ; 2 autres chez lesquels les bords de la plaie ont été saupoudrés de poudre de charbon, ce qui amène la formation rapide d'une croûte imperméable, meurent en 24 heures.

e) Gaze légèrement humide imprégnée ensuite de culture. 4 lapins, guérissent tous.

f) Gaze trempée dans la culture, puis fortement exprimée, 2 lapins : guérissent.

g) Comme en *f*. Pour deux lapins la culture était en milieu acide, ils meurent ; pour deux autres la culture était alcaline, ils guérissent.

h) Comme en *g*. La gaze acide ou alcaline est comprimée entre des feuilles de papier buvard. 8 lapins, survivent.

i) Comme en *h*. Les bandes desséchées sont en outre laissées une demi-heure sur la table. 4 lapins, survivent tous.

j) Comme en *i*. Les bandes sont laissées 24 heures à l'air. 4 lapins, survivent tous.

Cette série d'expériences montre très bien l'influence des conditions atmosphériques sur les plaies, conditions déjà connues depuis longtemps. Quand l'air est très humide le pansement n'évapore plus ; quand l'air au contraire est trop sec, les bords de la plaie se dessèchent, le drainage se fait mal, l'absorption devient facile.

Les conditions les plus favorables pour l'opéré sont donc les conditions moyennes de température et d'humidité.

On devine pourquoi les blessés souffrent quand l'air est chargé de vapeur, quand l'encombrement ou la mauvaise saison gênent l'évaporation, et pourquoi aussi les blessés qui se trouvent dans les locaux humides ou mal ventilés sont par cela même plus disposés à contracter des maladies infectieuses.

Les liquides peuvent être appelés au dehors non pas seulement par l'évaporation, mais encore par un jeu de siphon, et alors la position du bout libre de la mèche de drainage prend une grande importance :

Si on prend deux ballons, dont l'un contient du bouillon, réunis par une mèche de gaze entourée d'une substance imperméable et qu'après avoir stérilisé le tout et établi une différence de niveau qui favorise le siphonnement, on inocule le ballon inférieur avec du coli bacille aussitôt qu'ont passé les premières gouttes de bouillon, le flacon supérieur restera limpide tant qu'il existera une différence de niveau, il se troublera très rapidement dès que les deux liquides seront au même niveau.

On voit l'importance qu'il y a non seulement à absorber les liquides exsudés mais encore à assurer leur libre sortie par absorption, évaporation ou siphonnement capillaire, quand on peut établir ce siphonnement.

Dans ce dernier cas l'humidité de l'air ne joue plus un rôle aussi important que lorsque l'évaporation seule est mise en jeu. Le liquide s'écoule en vertu des lois de la pesanteur.

Pour étudier la puissance d'absorption des divers matériaux de pansement, Preobrajensky employe la méthode suivante :

Dans une série de verres contenant du sang défibriné, il met des matériaux de pansement :

L'*ouate* absorbe le sérum en séparant les éléments anatomiques.

La *gaze*, la *charpie* absorbent tout, ces substances peuvent donc vider des cavités où la ouate laisserait des éléments figurés du sang.

Romberg (1) avec une technique différente était arrivé à des résultats différents, pour lui l'ouate absorbe trois fois plus que la gaze, mais il s'adresse à l'eau tandis que Preobrajensky s'adresse à des liquides organiques.

Ces recherches de Preobrajensky nous expliquent bien des conflits entre l'observation clinique et les recherches bactériologiques, et nous permettent d'apprécier les résultats discordants de bien des expérimentateurs.

Les méthodes de pansement modernes ne possèdent nullement les qualités bactéricides qu'on leur attribue, et il existe des conditions dans lesquelles les plaies n'absorbent ni les substances chimiques (provenant du pansement) ni les microbes et leurs produits.

L'expérience démontre que ces conditions résident dans les propriétés physiques du pansement et du milieu ambiant et que ce sont les armes les plus sûres et les plus importantes dans la lutte contre les microorganismes.

Observation VI

(Brunner. *Loc. cit.*, obs. 119).

Ecrasement de l'avant-bras. — Fracture compliquée du maxillaire supérieur. — Guérison.

H. K..., agriculteur, 26 ans. Le 11 mai 1897 à 5 heures et demie du soir il est renversé par un camion du poids de 30 quin-

(1) Romberg. — Die physikalischen und chemischen Eigenschaften unserer Verbandmittel als Maastabe ihrer Brauchbarkeit. *Archiv. fur klin. Chir.*, 1884, t. xxx.

taux qui lui passe sur le bras. Premier pansement sommaire à 8 heures et demie, deuxième pansement le lendemain matin; arrivée à l'hôpital le soir (12 mai). Après avoir enlevé les pansements on trouve :

1° Un écrasement de l'avant-bras, avec fracture compliquée et déchirure de l'artère cubitale.

2° Une fracture compliquée du maxillaire supérieur.

La plaie de l'avant-bras est de coloration grisâtre, souillée de nombreux corps étrangers (fragments de terre, de vêtements), et répand une odeur pénétrante.

Traitement : Désinfection de la peau ambiante, irrigation au sublimé de la plaie qui est ensuite soupoudrée d'airol et pansée avec de la gaze airolée recouverte de compresses trempées dans la solution de Bruns.

Examen bactériologique : a) avant désinfection : cultures innombrables de staphylocoques dorés et de coli-bacilles; la virulence semble assez faible, une souris blanche inoculée directement avec l'exsudat, reste vivante.

b) après désinfection : colonies très nombreuses ne contenant que du coli-bacille. L'inoculation au cobaye donne une forte infiltration locale, qui disparaît par la suite.

c) On prend ensuite un fragment de muscle nécrosé et on en ensemence de petites parcelles après les avoir laissées pendant un temps variant entre 5 et 30 minutes dans une solution d'aktol. Toutes cultivent et donnent un coli-bacille virulent tuant le cobaye en 24 heures.

Traitement ultérieur : Pansements deux fois par jour, puis irrigation permanente avec la solution d'acétate d'alumine; malgré ce traitement, l'avant-bras se gangrène et on est obligé le 14 mai, de pratiquer l'amputation du bras en terrain sain.

15 mai : changement de pansement. Température 39°.

Examen bactériologique de la plaie d'amputation : coli-bacille en cultures pures.

16 mai : Plaie tuméfiée, très odorante. Badigeonnage à la teinture d'iode.

17 mai : Même état. Mais la température est tombée, irrigation avec la solution d'aktol à 1 °/₀₀. Tamponnement à la gaze airolée. Compresses humides.

Examen bactériologique : Coli-bacille en cultures pures ; inoculé au cobaye, il lui donne une faible infiltration locale qui se résorbe très vite.

Les pansements sont renouvelés tous les jours, le 20 mai, la plaie complètement détergée, commence à granuler.

Examen bactériologique : plus de coli-bacille, staphylocoques blancs en grande quantité. L'inoculation au cobaye donne un résultat négatif.

Guérison rapide.

La plaie de la tête, dont on avait été obligé de faire sauter les sutures, ne contenait que du staphylocoque. Pansement à la gaze airolée, guérison rapide.

Cette observation nous montre une plaie fortement infectée, qui guérit en somme très vite ; quant à l'action des antiseptiques sur la teneur microbienne de la plaie, elle est sensiblement nulle.

Observation VII

(Brunner, *loco cit.*, obs. 117.)

Plaie infectée du cuir chevelu. — Guérison.

Le nommé Lems Wilh..., renversé sur la route par une voiture dont la roue lui passe sur la tête et lui fait une blessure en forme de scalp. Aussitôt après l'accident le blessé se lève, coupe avec son couteau de poche un morceau du cuir chevelu arraché et remet son chapeau. Rentré à la maison il va trouver un médecin qui lui fait un pansement provisoire. L'accident a eu lieu le 11 décembre 1896, à sept heures du soir. Il entre à l'hôpital de Munsterlingen le lendemain à trois heures de l'après-midi.

Examen à l'entrée : Après avoir enlevé le pansement on trouve une plaie contenant encore de la terre en grande quantité. Les tissus sont en partie nécrosés ; la peau du voisinage est rouge. La plaie sent mauvais, Température 38,4.

Examen bactériologique. Ensemencement de quatre tubes de gélose. Colonies innombrables. Coli bacille presque pur.

Inoculation aux animaux : Une des colonies diluée dans de l'eau stérilisée est inoculée à un cobaye (1/2 cent.³ dans l'abdomen). Pas de réaction. Un deuxième cobaye reçoit 1 cent.³ en injection hypodermique : le 18 décembre, le lendemain, forte infiltration qui se résorbe le 24.

Traitement : La tête est entièrement rasée. La plaie détergée mécaniquement, on enlève les cheveux, la terre qui y restaient. Irrigation au sublimé à 1 °/₀₀. Badigeonnage à la teinture d'iode. Application de gaze iodoformée à 20 °/₀. Pansement stérilisé.

Le lendemain, 13 décembre, changement de pansement ; la plaie est dans le même état que la veille. Température, matin : 37,5 ; soir : 37,8.

Examen bactériologique : Trois tubes de gélose, ensemencés, montrent des colonies par centaines.

Microbes trouvés : Bacille coli commune en grande majorité. Dans un des tubes on trouve le bacillus mesentericus et quelques staphylocoques dorés.

Inoculation aux animaux : Une culture est diluée dans de l'eau stérilisée, et on en injecte :

1° 1 cent.³ à un cobaye dans l'abdomen, le 24 décembre, à six heures du soir. Le 25 l'animal meurt. Nombreux colibacilles dans l'abdomen et dans le sang du cœur ;

2° 1 cent.³ à un lapin, par inj. hypoderm. dans l'oreille, le 24 décembre, à six heures. Le 25, l'oreille entière est violemment enflammée.

Traitement : Saupoudrage avec poudre d'airol. Pansement stérilisé.

Le 16 décembre, changement du pansement. Peu de pus, les parties avoisinantes ne sont pas enflammées, la peau est ridée. La gaze iodoformée est imbibée de pus. Le fond de la plaie est de coloration verdâtre. Température, 37°.

Examen bactériologique : Quatre tubes de gélose. Colonies innombrables, surtout de streptocoques. Quelques coli-bacilles isolés.

Traitement : Irrigation au sublimé. Saupoudrage à l'airol. Gaze iodoformée.

Le 18 décembre : La plaie se déterge. Nombreuses granulations,

Examen bactériologique : Quatre tubes de gélose donnent des colonies par centaines, contenant du staphylocoque doré, du streptocoque en grand nombre, formant de longues chaînettes et du coli-bacille.

Traitement : Pansement à la gaze à l'airol.

Le 22 décembre : Granulations nombreuses. Pus crémeux.

Examen bactériologique : Deux tubes de gélose. Colonies par centaines. Staphylocoque doré en majorité, streptocoque. Coli-bacilles isolés. Guérison rapide.

Là encore le traitement antiseptique n'a eu aucune action sur la teneur microbienne de la plaie. Cependant, malgré cela, Brunner lui attribue la chute de la température.

OBSERVATION VIII (Résumée.)

(BRUNNER. — *Loco cit.*, Obs. n° 118.)

St... A..., 12 ans. — Blessé par une machine à hacher le foin. Amputation de deux doigts. Forte contusion de l'index. Traité immédiatement après l'accident par l'antisepsie ; mais l'index se gangrène et la main enfle considérablement. Aussi entre-t-il quatre jours après à l'hôpital, le 17 avril 1897. Amputation de l'index, toutes les sutures sont enlevées, irrigation avec solution de chlorure de sodiun. *Pansement aseptique. Pas d'antiseptiques.*

Le lendemain le gonflement du dos de la main a disparu ; la plaie se déterge.

Le 19 avril : Granulations, suppuration abondante.

Le 23 avril : Granulations très abondantes. Guérison sans troubles.

Observation IX

(Von Eicken, loco cit. Obs. III)

Fracture compliquée infectée. — Guérison

Fracture compliquée du fémur à la partie inférieure, suppurant d'une façon abondante et pansée tous les jours. Les pansements ont été faits alternativement avec du sublimé à 1 °/oo, de l'acétate d'alumine à 2 °/o et la solution stérilisée de chlorure de sodium. Les pièces de gaze avec lesquelles la plaie fut tamponnée et recouverte étaient fortement exprimées (dans les premiers temps deux, puis plus tard une seule compresse). Par dessus cette gaze humide, une compresse sèche, puis une couche de ouate à pansement et une bande de gaze pour fixer le tout. Le pus fut tellement bien absorbé par le pansement que dès le second jour il n'en resta plus dans la plaie. La compresse, immédiatement en rapport avec la plaie, était grattée avec une curette et le produit de raclage ensemencé dans un tube de gélatine qui était ensuite coulé sur une plaque.

	Nature du pansement	Durée	Nombre des colonies par plaque
24 juin	Acide borique 4 °/o	—	—
25 »	NaCl 6°/o	1 j.	12.600
26 »	»	»	—
27 »	Acétate d'alumine 2 °/o	»	14.200
28 »	»	»	5.700
29 »	Sublimé 1 °/oo	»	67.700
30 »	»	»	30.200
1 juill.	NaCl 8 °/o	»	—
2 »	»	»	—
3 »	Acétate d'alumine 2 °/o	»	44.500
4 »	»	»	47.100
5 »	Sublimé 1 °/oo	»	48.800
6	»	»	92.500
7 »	NaCl 6 °/o	»	25.300
8 »	»	»	39.800
9 »	Sublimé 1 °/oo	»	10.900
10 »	»	»	19.600
11 »	»	»	29.700
12 »	»	»	23.400
13 »	»	»	22.100

Le nombre des colonies sur la plaque n'est naturellement pas absolument proportionnel au nombre des microbes dans la plaie. Cependant il n'y avait de jour en jour aucune différence dans la quantité de l'exsudat. Il faut donc admettre ou bien que l'antiseptique n'a aucune action délétère sur ces microbes pyogènes dans le pus ou, ce qui est plus vraisemblable, que, par suite du courant osmotique allant de la plaie au pansement, l'antiseptique disparaît complètement des parties du pansement en contact direct avec la plaie et qu'en peu de temps il ne peut plus exercer sur la plaie d'action ni nuisible ni utile.

Citons encore deux observations résumées dues au même auteur :

Observation X

(Von Eicken, loco cit. Obs. I)

Ostéomyélite, plaie suppurante après séquestrotomie. Guérison.

Examen du contenu de la plaie comme ci-dessus.

Date	NATURE du PANSEMENT	Nombre des colonies par plaque	Durée du pansement
10 mai 1899	Iodoforme en poudre et gaze env.	329.000	1 j.
12 »	Solution stérilisée de NaCl à 0,6 %	142.000	2 »
17 »	id.	66.000	5 »
20 »	Solut. d'acétate d'alumine à 2 %	53.000	3 »
23 »	id.	17.000.000	3 »
26 »	id.	24.000	3 »
28 »	Sublimé 1 %. Cultures isolées		2 »

Observation XI

(Von Eicken, loco. cit. Obs. II.)

Plaie suppurée de la cuisse. — Guérison.

Périostite du fémur, gonflement considérable du 1/3 supérieur du tibia, incision, le pus donne au moment de l'opération (3 juin 1899) environ 31.000 colonies par plaque.

Même technique que ci-dessus.

Date	NATURE du PANSEMENT	Nombre des colonies	Durée du pansement
4 juill.	Acétate d'alumine 1 %, env.	550	1 jour
5 »	id.	7.900	1 »
6 »	id.	4.600	1 »
7 »	id.	2.400	1 »
8 »	id.	4.400	1 »
9 »	id.	2.400	1 »
10 »	id.	500	1 »

Observation XII

Service de M. le Pr. Terrier

Recueillie par M. Mouchotte, interne du service.

Plaies de la jambe. — Anthrax de la cuisse. — Guérison.

Mor... Georges, 31 ans, journalier, entre à l'hôpital le 24 janvier 1901, pour une large plaie superficielle, siégeant à la jambe droite, au niveau de la malléole interne, et due à la pression déterminée par la chaussure. Le malade qui avait été atteint six ans auparavant d'une scarlatine a été depuis deux ans affligé de nombreux furoncles, siégeant surtout à la jambe droite ; l'année dernière il avait été obligé d'entrer à l'hôpital de la Charité et d'y rester un mois pour un anthrax du dos.

A l'entrée, on trouve une plaie rouge, couverte d'exsudats purulents, empiétant sur la face interne de la jambe, dont la peau est elle-même enflammée, rouge, œdémateuse ; le genou paraît également plus volumineux et cet œdème ne porte que sur les tissus superficiels(pas de choc rotulien). A la partie interne de la cuisse droite il existe un petit anthrax qui s'est déjà ouvert spontanément. Les urines sont normales, ne contiennent pas de sucre ni d'albumine.

Trois pansements à la solution salée physiologique suffisent pour déterger la plaie. Le même traitement est appliqué à l'anthrax et le malade sort guéri le 30 janvier, soit après six jours de traitement. La température était toujours restée normale.

Cette observation montre les bons résultats d'un pansement aseptique et non irritant sur une peau profondément infectée, chez un individu débilité.

Observation XIII

Service de M. le professeur Terrier.

Recueillie par M. Mouchotte, interne du service.

Phlegmon diffus du pied et de la jambe. — Guérison.

Foug. Jean, fumiste, 44 ans. L'affection a débuté le 30 novembre 1900 par une excoriation au niveau d'un durillon siégeant sur le 2e orteil. Cet orteil s'enflamme, devient douloureux, puis l'inflammation se calme après quelques jours de repos ; mais le malade s'étant remis à marcher, les accidents reprennent cinq ou six jours plus tard et l'inflammation gagne le cou-de-pied et la jambe.

Le 13 décembre, il entre à l'hôpital de la Pitié où il est reçu salle Michon, n° 7. A ce moment, tout le pied et la jambe sont très douloureux, et présentent un œdème luisant, considérable, remontant jusqu'au genou. Température : 38°2, urines normales, ni sucre, ni albumine. Le lendemain M. Mouchotte lui fait sous chloroforme l'excision du durillon suivie d'une incision sur toute la longueur de l'orteil, d'une deuxième, très profonde, sur toute la longueur du dos du pied au niveau du premier espace inter-osseux, et d'une troisième incision, également profonde à la face antérieure de la jambe, au-dessus du ligament annulaire, longue d'environ 10 cent.

La première incision seule donne du pus, la seconde ne laisse écouler que de la sérosité citrine et la troisième du sang pur.

Pansement à l'eau oxygénée. Le lendemain la fièvre étant tombée, on fait un *lavage* et un *pansement au sérum* que l'on renouvelle dès lors, tous les jours d'abord, puis tous les deux ou trois jours jusqu'au 22 janvier, date où le malade sort, complètement guéri, sans que la température ait jamais dépassé la normale.

Observation XIV

Service de M. le professeur Terrier.

Recueillie par M. Mouchotte, interne du service.

Phlegmon de la main et de l'avant-bras. — Guérison.

Monta. Jules, jardinier, 37 ans, se blesse la main le 10 décembre 1900 en tombant sur une cloche à melon. Il applique lui-même un pansement sommaire. Le lendemain le bras est violemment enflé, douloureux, il se fait panser par un médecin (pansements antiseptiques humides, avec taffetas gommé, probablement au sublimé).

L'état local s'aggravant, il se décide à entrer à l'hôpital de la Pitié où il est admis, salle Michon, n° 37, le 18 décembre.

Il présente à ce moment un gonflement considérable du membre, remontant jusqu'au coude, et de la lymphangite tronculaire du bras.

Immédiatement M. Mouchotte pratique trois incisions : une première sur l'éminence thénar, dans toute sa longueur, une deuxième de 8 à 10 cent. de long au niveau de la gouttière radiale, et une troisième dans la partie supérieure de l'avant-bras, sur le long supinateur.

La première incision seule donne issue à du pus, les deux autres ne laissent écouler que de la sérosité et du sang. État général infectieux. Température à l'entrée : 39°7. Urines normales, pas de sucre ni d'albumine. Lavages et pansements tous les jours à l'eau oxygénée.

L'œdème persistant malgré tout au niveau du dos de la main, on est obligé de refaire une nouvelle incision à cet endroit le 23 décembre. On continue encore pendant quelques jours l'usage de l'eau oxygénée, puis on lui substitue le sérum artificiel. Le malade sort entièrement guéri le 8 janvier 1901, soit 20 jours de traitement.

Un fait intéressant à noter dans cette observation, c'est que la température qui, pendant les premiers jours, était toujours au-dessus de 38°, est brusquement revenue à la normale le 28 décembre, date à laquelle on a cessé de faire usage de l'eau oxygénée pour employer le sérum.

Observation XV

Service de M. le professeur Terrier.

Recueillie par M. Mouchotte, *interne du service.*

Plaie contuse de jambe. — Guérison.

Mal... Antoine, 32 ans, raffineur. Le 12 janvier 1901, une plaque de tôle lui tombe sur la jambe, et le blesse en trois endroits. Il se fait panser en ville, et pendant six jours l'état de la plaie reste stationnaire ; mais à partir de cette date le pied et la jambe enflent, et il se produit une abondante suppuration.

Le 24 janvier, soit 12 jours après l'accident, il se décide à entrer à l'hôpital de la Pitié (salle Michon, n° 12). Après avoir enlevé le pansement appliqué en ville (pansement humide, avec imperméable, imbibé d'un liquide bleuâtre, fort probablement du sublimé) on trouve : une plaie de cinq centimètres de long, au niveau de la crête tibiale, au tiers moyen de la jambe ; une deuxième au-dessus du cou-de-pied, et une troisième derrière la malléole interne, toutes deux de un centimètre environ. La partie antérieure de la jambe est rouge, enflammée et douloureuse.

La plaie est recouverte d'un pus jaunâtre, très épais. Les urines sont normales, ni sucre ni albumine. *Pansements humides au sérum, sans imperméable*, tous les jours, puis tous les deux jours. Sous la seule influence de ce traitement, les plaies se détergent très rapidement et le blessé sort complètement guéri et cicatrisé le 5 février, soit après 12 jours de traitement. La température a toujours été normale.

Observation XVI (personnelle)

Service de M. le professeur Terrier.

Panaris gangréneux. — Amputation du doigt.

Gil... Marie, 48 ans. Ménagère. Le 13 janvier 1901, elle se fait pendant son travail une contusion de l'index, et se casse l'ongle, il se produit une petite hémorrhagie sous-unguéale. Le lendemain le doigt enfle, noircit, se couvre de phlyctènes et devient très douloureux ; après avoir essayé pendant quelques jours divers remèdes populaires, elle entre à l'hôpital de la Pitié le 18 janvier, salle Gerdy. On lui met un pansement humide avec taffetas gommé, et le lendemain on incise le panaris qui s'était formé. Pansement humide classique au sublimé avec imperméable. Le 24 janvier, malgré les pansements quotidiens, l'état local ne se modifiant pas, on intervient de nouveau, on arrache l'ongle et on gratte l'extrémité de la phalangette. Huit jours après. nouvelle incision sur toute la longueur du doigt cette fois. Toujours des pansements humides, la plaie donne issue à une suppuration très abondante et très odorante. Enfin le 13 février, l'état devenant plus grave, on pratique l'amputation du doigt, pas de réunion, pansements secs à la gaze iodoformée. Le 18 février, par suite de l'évacuation de la salle, elle passe dans le service de M. le professeur Terrier, salle Lisfranc.

La plaie d'amputation est rouge, béante, laissant apercevoir au fond la tête du 2e métacarpien.

La suppuration très abondante répand une odeur infecte. A chaque pansement, on retire des débris de tendons sphacélés.

L'examen du pus et son ensemencement sur bouillon et gélose

nous ont montré du coli-bacille très abondant et des diplocoques abondants surtout dans le bouillon.

Pansements quotidiens à la gaze aseptique, humide, sans imperméable, après lavages aseptiques.

Le 10 mars, la malade, en bonne voie de guérison, la plaie en partie cicatrisée, sort de l'hôpital et revient tous les jours se faire panser.

Observation XVII (personnelle).

Service de M. le Pr. Terrier.

Gangrène des orteils. — Suppuration prolongée.

Vve Charp. Augustine, 64 ans, journalière.

Depuis le mois de novembre 1900, la malade est obligée d'interrompre son travail par suite de douleurs très violentes au niveau du gros orteil gauche ; un médecin consulté diagnostique un ongle incarné et prescrit des cataplasmes divers, puis l'état empirant il extirpe l'ongle. Malgré un pansement boriqué, constamment maintenu humide, les douleurs ne se calment pas ; il se forme, au dire de la malade, sur l'extrémité de l'orteil une petite plaie noirâtre. Traitement : cataplasmes de fécule, puis pansements humides au sublimé (avec imperméable).

Malgré ce pansement antiseptique, la gangrène fait des progrès, l'orteil devient complètement noir, et la malade, tourmentée par la douleur et les insomnies, entre à l'hôpital de la Pitié le 20 février 1901, salle Gerdy.

Le samedi 23, on lui fait la désarticulation du gros orteil. Suture, drains, pansement iodoformé.

Le lendemain, la plaie a mauvais aspect. Pansement humide au sublimé (taffetas gommé).

Le 26 février, par suite de l'évacuation du service, elle entre salle Lisfranc. La plaie est presque entièrement désunie et suppure largement, en présentant du pus bleu. On fait sauter les quelques points de suture qui restent, et on lave avec de l'eau oxygénée ; pansement au même antiseptique. Ce lavage et pansement est renouvelé tous les jours.

Malgré ce traitement, la suppuration ne tarit pas, tout en changeant cependant de caractère ; et un examen bactériologique (aérobie seulement) pratiqué le 4 mars ne nous montre plus que du coli-bacille et du streptocoque. Le pyocyanique a entièrement disparu.

Le deuxième orteil montre à son tour une plaque de gangrène, débutant comme un mal perforant. Cet orteil tendant à s'éliminer et la gangrène menaçant de s'étendre, on fait, le 4 avril, un Chopart. Là encore la suture ne tient pas, la plaie suppure de nouveau, répandant comme toujours une odeur infecte. La température n'a jamais dépassé 37° 5. L'urine contient de l'albumine, mais pas de sucre.

Cette observation n'est pas concluante, aussi ne la citons-nous que pour montrer l'inefficacité, pour ne pas dire plus, du traitement antiseptique institué au début de l'affection ; alors que l'eau oxygénée, si elle n'a pas pu désinfecter la plaie, a du moins très rapidement anéanti le pyocyanique ; d'autre part, il est également intéressant de constater l'innocuité de ce corps chimique, appliqué journellement pendant plus de six semaines sur des tissus d'une résistance extrêmement faible.

Observation XVIII (Personnelle).

Service de M. le professeur Terrier.

Plaie contuse du pied. — Guérison.

D... Eugène, garçon livreur, âgé de 26 ans, est renversé, le 2 mars 1901, par une voiture dont une roue lui passe sur le pied droit. L'accident a lieu à 10 heures du matin ; le blessé est immédiatement transporté à une pharmacie voisine où un médecin lui fait, d'après ce qu'il raconte, un lavage à l'eau boriquée, suivi d'un pansement sec au salol ; de là il se rend à l'hôpital de la Pitié (à la consultation), où on lui fait un nouveau lavage suivi d'un pansement antiseptique ; puis il entre à l'hôpital, salle Michon, n° 10. La plaie, contuse, très douloureuse, est située à l'extrémité du gros orteil, longue d'environ cinq centimètres, elle commence à la partie supéro-interne, au niveau de la rainure unguéale, pour se terminer sur la face inférieure.

Avant toute nouvelle intervention, nous prenons avec une pipette stérilisée un peu du liquide sanguinolent qui s'écoule de la plaie, et l'ensemençons sur gélose et bouillon. *Lavage de la plaie à l'eau stérilisée et pansement humide, aseptique, sans taffetas gommé.*

Au bout de deux jours les cultures nous montrent des colonies innombrables dont le repiquage en dilutions successives et sur divers milieux nous a permis de préciser la nature. Les microbes trouvés ont été :

En très grande quantité. — Le coli-bacille ; un diplocoque encapsulé ; et le staphylocoque blanc.

En moins grand nombre. — Le staphylocoque doré : le streptocoque ; le tétragène ; et un petit coccus, sur lequel nous reviendrons.

4 mars. — 1° *Pansement* : la plaie a bon aspect, ne suppure pas, un nouvel examen montre les mêmes microbes que précédemment à l'exception du tétragène et du streptocoque. Le coli-bacille est très abondant. — *Pansement aseptique, humide à la gaze, sans taffetas gommé, après lavage à l'eau oxygénée diluée.*

6 mars. — 2° *Pansement* : plaie en bon état, pas de pus. Un peu de l'exsudat est ensemencé, par dilutions successives dans trois tubes de gélose.

Le lendemain, tous les tubes présentent une coloration verdâtre très accusée qui est à son maximum dans le 3e tube, ils présentent tous, à côté de quelques colonies de staphylocoques blancs et de coli-bacille, de petites colonies en semis de grandeur variable, blanchâtres, légèrement opalescentes, formées de petits cocci réunis en groupes comme le staphylocoque, mais plus petits. Le 3e tube est repiqué sur gélatine en piqûre profonde, sur lait et sur bouillon. La gélatine ne se colore que très peu, n'est pas liquéfiée et les cultures ne se développent que très peu dans la profondeur ; le lait est coagulé mais reste incolore.

Lavage de la plaie à l'eau stérilisée et pansement aseptique comme ci-dessus.

8 mars, 3e *Pansement* : La plaie ayant toujours bon aspect est presque sèche, elle n'a pas d'odeur ; l'exsudat est très faible, il est en partie desséché et présente au niveau de la face interne de l'orteil une coloration franchement bleue ; deux tubes de gélose, ensemencés avec de l'exsudat, montrent toujours les petits cocci que nous avons vus plus haut, du staphylocoque blanc, des diplobacilles encapsulés et du coli-bacille en très grande quantité. Les cultures sont légèrement verdâtres. *Pansement comme ci-dessus.*

9 mars. 4e *Pansement* : Plaie presque sèche ; un peu de sérosité sous l'ongle est ensemencée sur bouillon et gélose. Les deux tubes restent stériles. *Pansement comme ci-dessus.*

11 mars. 5e *Pansement* : La plaie est absolument sèche, en voie de cicatrisation. Comme il n'y a pas d'exsudat, nous lavons pour ainsi dire la partie blessée avec une goutte de bouillon stérilisé, qui est ensuite ensemencée dans un tube de gélose. Ce tube nous montre, deux jours après, une belle coloration verte, et il contient quelques bacilles (probablement du coli) en petit nombre et toujours des cocci assez abondants.

Nous avons encore une fois repiqué ce microbe et, l'ayant obtenu en culture pure, nous avons pu voir qu'il coagule le lait, mais au bout de plusieurs jours et sans le colorer, qu'il ne liquéfie pas la gélatine, qu'il ne cultive pas en cultures profondes. Il nous semble donc que nous avons affaire soit à une forme atténuée du pyocyanique, soit plutôt au bacillus fluorescens putridus. La coloration des tubes de gélose se perdait d'ailleurs assez vite.

Le malade est sorti le 14 mars complètement guéri, soit après 12 jours de traitement. Jamais la plaie, malgré son contenu microbien si abondant, n'a réellement suppuré, jamais elle n'a répandu cette odeur infecte qu'ont généralement les plaies souillées par du coli-bacille. La température a toujours été normale.

CHAPITRE XV

Le Traitement moderne des plaies

Maintenant que nous avons réuni toutes les données tirées de l'expérimentation sur les animaux, de l'examen bactériologique et clinique sur l'homme, de l'étude physique des conditions du pansement, nous pouvons résumer le traitement qui nous semble le plus favorable aux plaies infectées, — celui des plaies opératoires ne laissant aujourd'hui aucun doute à personne — et en cela nous arrivons aux mêmes résultats que M. Lejars (1), dont nous adopterons ici la division.

Pour ce qui est des *plaies sans réaction locale ni générale d'infection*, l'intervention utile se réduit à la détersion mécanique du foyer traumatique et de la peau ambiante, cette détersion se pratique avec de l'eau ou la solution salée physiologique, stérilisées, au besoin avec les solutions antiseptiques faibles et

(1) *Loco cit.*

d'autre part avec des tampons et des compresses également stérilisés, qui serviront à essuyer, à frotter même avec une certaine énergie le foyer traumatique pour en chasser tous les corps étrangers, tous les caillots, tous les débris de tissus, enlevant ainsi tout ce que l'on peut du milieu traumatisé, si on ne peut l'exciser en entier; ensuite si la plaie faite par un instrument tranchant se rapproche d'une plaie opératoire, on pourra tenter la réunion et panser à sec ou avec de la gaze humide.

Mentionnons à ce sujet les bons résultats qu'ont obtenus à l'étranger certains chirurgiens avec l'argile en poudre qui est un absorbant au premier chef (1).

Si la plaie au contraire est contuse, plaie par écrasements, par armes à feu, la première indication à remplir sera la mise au net du foyer, avec débridements, excisions de tissus s'il le faut ; là encore « il faudra se « garder de toute action locale qui puisse aggraver l'état « d'infériorité des tissus ; les antiseptiques forts, les « caustiques, le thermo-cautère ne détruisent jamais tous « les germes, et, à ceux qui restent, ils font la part trop « belle en leur livrant inerte et mort le milieu trauma- « tique » (2), ou en résumé, comme l'a dit Wœlfler (3) d'une façon très pittoresque : « Ne blessons pas nos blessures. » La détersion mécanique se fera comme précédemment; on aura avantage à se servir de solutions

(1) J. Stumpf. — Die Verwerbarkeit des Thons als antiseptiches und asepticbes Verbandmittel. *Munchener medic. Wochenschrift*, 1898, n° 46, p. 1466.

(2) Lejars. — *Loco cit.*

(3) Wœlfler. — *Loco cit.*

chaudes. L'eau chaude, comme l'a montré M. Reclus (1), est à la fois antiseptique, hémostatique et de plus elle réchauffe le blessé ; cet auteur l'emploie à la température de 60 à 62° peut-être un peu excessive pour la conservation des tissus.

Quant au pansement, nous allons le décrire ci-dessous.

Quand la plaie présente des réactions locales ou générales dues à l'infection, qu'elle soit suppurante ou non, il faudra naturellement prendre les mêmes précautions que ci-dessus, — désinfection soigneuse, décapage de la peau ambiante, lavage des mains comme pour une opération — suivies de lavages, irrigations, nettoyage avec des tampons et compresses stérilisées ; comme liquides servant au lavage on se servira d'eau stérilisée, de solution de chlorure de sodium, ou d'eau oxygénée. Le pansement sera fait de façon à assurer d'une façon permanente un drainage capillaire de la plaie ; on se servira de gaze stérilisée humide, mais exprimée, pour amorcer le courant continu qui doit se faire de la plaie vers le pansement, courant dû à l'exosmose, à l'absorption capillaire de la gaze, favorisé encore par l'évaporation qui doit se faire librement à sa face superficielle. Cette évaporation a pour effet de transformer cliniquement une plaie profonde et anfractueuse en une plaie superficielle. *Le pansement moderne doit être considéré comme une réunion de drains.*

(1) RECLUS. — L'eau chaude en chirurgie. — *Semaine médicale*, 1895, n° 56, p. 482.

— De la conservation systématique dans les traumatismes des membres. — *Rev. de chirurg.*, 1856, p. 1.

La gaze sera mollement chiffonnée dans la profondeur, autour des drains, à la surface de la plaie ; elle sera recouverte d'une couche d'ouate hydrophile, d'une couche d'ouate ordinaire, suffisante pour empêcher que les sécrétions de la plaie, en venant mouiller les couches extérieures du pansement n'ouvrent une porte à l'infection, pas trop épaisse cependant pour empêcher l'évaporation, et de quelques tours de bande — il faut de même veiller si on se sert pour cet usage de gaze apprêtée de n'en pas mettre trop ce qui gênerait aussi l'évaporation.

Dans le même but l'imperméable doit être absolument proscrit. Le pansement doit être renouvelé souvent, au moins une fois par jour, pendant les premiers temps, du moins, en effet vers le cinquième ou sixième jour les plaies granuleuses cessent d'absorber, on peut impunément alors saupoudrer leur surface de substances toxiques en poudre (strychnine) ou y inoculer des cultures virulentes comme l'a montré *Nœtzel* (1). A partir de ce moment le pansement n'ayant plus qu'un rôle protecteur pourra être sec.

Ce traitement local est encore de mise *quand les plaies infectées se compliquent d'infection générale grave, de septicémies traumatiques*. Il sera complété alors par le traitement général et surtout par les injections de sérum artificiel qui restaurent la pression sanguine et activent la diurèse. Là aussi il faut se garder des antiseptiques énergiques qui à côté de leur action locale

(1) W. Nœtzel. — Ueber die infection granuliender Wunden. *Archiv. fur klin. Chir.*, 1897, t. LV, 3, p. 543.

destructive peuvent encore influer sur les reins dont l'intégrité importe à un si haut point chez les infectés et les suppurants. La sérothérapie antitoxique ne nous a pas encore donné des résultats suffisamment nets, aussi ne parlerons-nous pas du sérum anti-steptococcique. Le sérum anti-tétanique sera toujours injecté préventivement dans les plaies souillées de terre, dans les fractures compliquées, dans les écrasements.

Il est bien évident que ce traitement n'a rien d'absolu ni d'exclusif, ni surtout de définitif. Les antiseptiques, en solutions faibles, pourront être employés surtout en cas d'urgence, si on n'a pas sous la main tout un matériel aseptique.

CONCLUSIONS

1° La peau normale est toujours le siège de nombreux microbes, qui prolifèrent dès qu'une cause quelconque (dermatoses suintantes, traumatisme, plaie) vient leur fournir des conditions favorables.

2° Aucun procédé ne permet la désinfection absolue, certaine et durable de la peau intacte.

3° Dans l'état actuel de la science aucune technique opératoire, aucun procédé de pansement ne peut avec certitude anéantir tous les microbes d'une plaie opératoire.

4° Les microbes qu'on trouve dans les plaies opératoires ne sont en général pas pathogènes et peuvent ne contrarier en rien la guérison par première intention.

5° Il n'en est pas de même des plaies accidentelles qui contiennent toujours des microbes, souvent pathogènes, et dont le nombre croît avec le temps écoulé entre le traumatisme et l'intervention du chirurgien.

6° Aucune méthode ne permet de désinfecter d'une façon absolue une plaie contaminée.

7° La première indication dans le traitement des plaies est de favoriser, ou tout au moins de n'entraver en rien, les réactions de défense de l'organisme : détersion mécanique de la plaie par l'exsudat ; vertu bactéricide que les sécrétions de la plaie doivent au sérum sanguin et pouvoir phagocytaire des leucocytes.

8° L'emploi des antiseptiques énergiques peut être une cause de danger, non pas seulement par les désordres généraux, intoxications, lésions rénales et autres qu'ils peuvent occasionner, mais encore par des désordres locaux, en diminuant la force de résistance des tissus.

9° L'antisepsie étant inefficace et dangereuse, l'asepsie absolue irréalisable, les conditions physiques du pansement doivent devenir un élément essentiel du traitement des plaies ; elles doivent favoriser le drainage des sécrétions en assurant un courant d'exosmose continu allant de la plaie au pansement.

10° Pour remplir ces conditions, le pansement doit être humide, absorbant, évaporant. La gaze stérilisée remplit au mieux ces diverses indications.

INDEX BIBLIOGRAPHIQUE

ABULCASSIS. — Voir Leclerc. Chirurgie d'Abulcassis.

AMUSSAT (A.-A.).— De l'emploi de l'eau en chirurgie. *Thèse* de Paris, 1850, n° 243.

ANGER (B.). — Le pansement des plaies chirurgicales. *Thèse* d'agrégation, 1872.

AVENEL (W.). — Du pansement des plaies. *Thèse* de Paris, 1847, n° 47.

BALSER (August.). — Beitrag zur antiseptische Wundbehandlung. *Thèse* de Giessen, 1843.

BATAILHIÉ (J.-F.) et GUILLET. — De l'alcool et des composés alcooliques en chirurgie. Paris, Coccoz. 1859.

BELLOSTE. — Le chirurgien d'hôpital, ou manière de guérir promptement les plaies. Paris, 1696.

BERGER (Paul). — Qu'est-ce que la méthode antiseptique. *France médicale*, 1896, n° 48, p. 789.

BEHRING. — Gesammelte Abhandlungen zur ætiologischen Therapie von ansteckenden Krankheiten. Leipzig. Georg. Thieme, 1893.

BERTOYE. — Microbes of infection Osteomyelites. *The Lancet*, 1886, t. I, n° 7.

BILLROTH (Th.). — Historisché Studien uber die Beurtheilung und Behandlung der Schusswunden. Berlin, 1859.

BLANCHARD (A.). — Etude sur le pansement ouaté. *Thèse* de Paris, 1872 n° 162.

Bloch (Oskar). — Bemærkinger om Behandling af Saar. *Nord Medical Arkiv.*, 1889. t. xxi, n° 2 (en danois), analyse in *Centralblatt fur Chir.*, 1890, n° 34, p. 639.

Birch-Birschfeld (V.). — Die neuesten pathologisch anatomischen Untersuchungen ueber Vorkommen und Bedeutung niederer Pilzformen (Bakterien) bei Infectionskrankheiten. *Schmidt's Jahrbücher*, 1875, t. clxvi, n° 2, p. 169.

Bizzozero. — Microphyten der normalen Epidermis des Menschen. *Virchow's Archiv.*, 1884, t. xcviii, p. 44.

Boginsky. — Bacteriologische Beschaffenheit der Wunden bei aseptischer und antiseptischer Ausführung der operationen (en russe), cité d'après une analyse *in Centralbl. f. Chir.*, 1867. p. 1174.

Bordoni Ufreduzzi. — Ueber die biologischen Eigenschaften der normalen Hautmikroben. *Fortschritt der Medicin*, 1886. t. iv, n° 5.

Bossowsky. — Ueber die Microorganismen unter dem antiseptischen Verbande. *Wiener medicinische Wochenschrift*, 1887, n^rs^ 8 et 9.

Boyer. — Des pansements. *Th.*, Concours, 1842.

Briau. — Voir Jaboulay et Briau.

Brunner. — Erfahrungen und Studien ueber Wundinfection und Wundbehandlung. Frauenfeldt. 1898.

Buchner. — Ueber die Theorie der antiseptischen Wundbehandlung. *Deutsche Zeitschr. f. Chir.*, t. x, p. 91.

— Ueber bacterientodtende Wirkung des zellenfreien Blutserum. *Central bl. f. Bakt.* 1899, p. 817.

Budinger. — Ueber die relative Virulenz pyogener Mikroorganismen in den per primam geheilten Wunden. *Wiener klin. Wochenschrift.* 1892, n°s 22, 24, 25.

Bussemaker et Daremberg. — Œuvres d'Oribase. (Voir Oribase.)

Braatz (Egbert). — Die Therapie infizierter Wunden. *Berliner Klinik.*, décembre 1857.

BRUN. — Des accidents imputables à l'emploi chirurgical des antiseptiques. *Thèse d'agrégation.* 1886.

CELSE. — Traité de médecine. *Traduction Vedrènes.* Paris, Masson, 1876.

CHALVET (Louis). — Des moyens les plus propres à sous-cutanéiser les plaies. *Thèse*, Paris, 1871.

CHASSAIGNAC. — Traité de la suppuration et du drainage chirurgical. Paris, 1859.

CHAUVEL et BOUSQUET. — Article « Plaies », in *Dictionnaire Dechambre*, 2e série, t. XX.

CHEVREUL. — Sur les désinfectants. *Comptes rendus de l'Académie des Sciences.* 1854, t. XLIX, p. 147.

CHICOTOT (Georges). — Des pansements simples dans quelques maladies de la peau. *Th.*, Paris, 1899.

COLLIN. — Nouvelles recherches sur l'action des matières putrides et de la septicémie. *Bulletin de l'Académie de médecine.* 1873.

COMBES (L. A.). — Le pansement ouaté d'A. Guérin. *Thèse*, Paris, 1871.

COURTOIS (Ed.). — Du pansement simple dans le traitement des plaies avec perte de substance. *Thèse,* Paris, 1881.

DAREMBERG. — La médecine dans Homère. Paris, 1865.

— Histoire des sciences médicales. Paris, 1898.

DELBET et BIGEARD. — Asepsie opératoire. L'Œuvre médico-chirurgical, n° 25. Paris, 1901. Masson et Cie.

DIMITRIEFF (Sophie). — Traitement des plaies sans pansement. *Th.*, Paris, 1878.

DUBLED. — Des pansements. *Thèse Concours*, 1833.

DUREY (L). — Etude de l'œuvre de Paracelse. *Th.*, Paris, 1899-1900.

EICKEN (C. VON). — Ueber die Desinfection inficierter Wunden. *Beitræge zur klin. Chir.*, 1899, t. XXIV, p. 253.

FISCHER. — Der Lister'sche Verband und die Organismen unter demselben. *Zeitschrift. fur. Chir.* 1876, t. VI, p. 319.

Fischer (E.). — Ueber den Wundverband mit Naphtalin. *Archiv. fur klin. Chir.*, 1883, t. xxviii, p. 449.

Folet (H.). — Un essai d'asepsie au XVIe siècle. *Chronique médicale*, 1899, n° 20, p. 653.

Franco (P.). — Chirurgie. *Edition Nicaise*. Paris, 1895.

Friedriech. — Die aseptische Versorgung frischer Wunden. *Archiv. fur. klin. Chir.* 1898, t. lvii, n° 2, p. 288.

Frœhlich H. — Die Militær Medicin Homer's. *Stuttgard, Eincke*, 1879.

— Die altgriechische Militær Medicin der nachhomerischen Zeit. *Deutsches Archiv für Geschichte der Medecin*, 1879, p. 395.

— Kriegschirurgie der alten Rœmer. *Archiv. f. klin. Chir.*, 1880, p. 285.

— Aus der Kriegschirurgie vor 1000 Jahren. *Archiv. f. klin. Chir.*, 1883, t. xxviii.

— Abul-Kasem als Kriegschirurg. *Archiv. f. klin. Chir.*, 1884, t. xxx, p. 369.

— Kriegschirurgie Avicenna. *Archiv. f. klin. Chir.*, 1884, t. xxx, p. 744.

— Einige der æltesten Abhandlungen ueber Schusswunden. *Archiv. f. klin. Chir.*, 1883, t. xxvii.

— Aus der Kriegschirurgie des 17 Jahrhundert. *Archiv. fur Geschichte der Medicin*, 1879, p. 142.

Gaffky. — Voir Neuber-Gaffky. Prahl.

Gaillard. — De l'infection sudorale des plaies par les mains du chirurgien, *Thèse*, Lyon, 1901.

Gailleton A. — Quelles sont les conditions qui assurent le mieux le succès des grandes opérations chirurgicales. *Th. agregation, Montpellier*, 1857.

Del Gaizo Modestino. — Il magistero chirurgico di Teodorico dei Borgogni. *Atti della Reggia Accademia medico-chirurgica* t. xlviii, Napoli, 1894. Analyse in *Janus*, 1896-97, p. 91.

Garnier. — Zur Lehre von der Aseptik in der Chirurgie, *Chirurgetescheski Archivici*, 1895, n° 4 (en russe). Analyse in *Jahresbericht ueber Chirurgie*, 1856, n° 110, p. 385.

GARRÉ. — Ueber Contact und Luft infection der Wunden. *Correspondenzblatt fur Schweizer Aerzte*, 1886, nº 13, p. 348.

— Zur aetiologie acut eitriger Entzündungen. *Fortschritt der Medicin*, 1886, nº 6.

— Voir SOCIN et GARRÉ. *Congrès français de Chirurgie*, 1885.

GAULEJAC (Jean de). — Du pansement des plaies par l'alcool. *Th.* Paris, 1864.

GENEVET E. — De l'infection sudorale des plaies par les mains du chirurgien. *Gazette hebd. de méd.*, 1901, nº 28, p. 205.

GEPPERT. — Zur Lehre der antisepticis. *Berliner klin. Wochens.*, 1885, nº 36, p. 789.

GERDY. — Traité des bandages. Paris, *Crevot*, 1826.

GIROUARD A. — Essai sur la cicatrisation des plaies à l'air libre. *Th.* Paris, 1858.

GOLDBERG. MOSES. — Beitrag zur Frage von der aseptischen und antiseptischen Wundbehandlung. *Th.* Bâle, 1896.

GOSSELIN. — Des pansements rares. *Thèse agrégation*, 1851.

GUÉRIN A. — Du pansement ouaté et de son application à la thérapeutique chirurgicale. Paris, 1885.

GUY DE CHAULIAC. — Traité de chirurgie. *Edition Nicaise.*

GUILLAUME DE SALICET. — Traité de chirurgie achevé en 1275. *Traduction et commentaires*, par Paul PIFTEAU. Toulouse, 1899, imprimerie St-Cyprien.

HAAB. — Ueber Wundbehandlung am Auge. *Correspondenzbl. f. Schweizer Aerzte*. 1893, p. 660.

HÆGLER. — Die chirurgische Bedeutung des Staubes. *Beit. zur. klin. Chir.*, t. IX, nº 496.

HÆNEL. — Zur Frage der Desinfectionsfæhigkeit der Wunden. *Deutsche med. Wochensch.*, 21 févr. 1895.

HELFERICH. — Ueber Behandlung schwerer Phlegmonen. *Berliner klin Wochensch*, 1892, nº 4.

HENLE. — Ueber Desinfection frischer Wunden. *Archiv.*, *f. klin chir.*, 1895, t. XLIX, p. 835.

HERMAN. — De l'influence de quelques variations du terrain organique sur l'action des microbes pyogènes. *Annales de l'Institut Pasteur*, 1891, n° 4. p. 243.

HERVEY. — Applications de l'ouate à la conservation des membres et des blessés. *Th.*, Paris, 1873.

MONDEVILLE (Henri de). — Traité de chirurgie. *Edition Nicaise.*

HONSELL. — Expérimentelle und klinische Versuche ueber die Verwerbarkeit des Wasserstofsuperoxydes in der Chirurgie. *Beit. zur. klin Chir.*, 1900, t. XXVII, p. 127.

HULOT. — Infections d'origine cutanée chez les enfants. *Th.*, Paris, 1894, 95.

JABOULAY et BRIAU. — De l'asepsie nécessaire mais suffisante dans la chirurgie d'intervention. De l'antisepsie réservée à la chirurgie de conservation. *La Province Médicale*, 1896, n° 41.

JEANNEL (Maurice). — Doctrines relatives à l'infection purulente ; in *Encyclopédie internationale de chirurgie.* Paris 1883. Article « Septicémie », t. I, p. 383.

— Le pansement ouaté d'A. Guérin, in *Encyclop. int. de Chir.*, t. II, p. 297.

JORDAN. — Die acute Osteomyelitis. *Beit. z. klin. Chir.*, 1893, t. X.

KAHLE. — Ueber Antiseptik im Alterthum und Mittelalter. *Th.* Berlin, 1895.

KOLLER. — Experimentelle Versuche ueber die Therapie inficierter Schusswunden. *Deutsche Zeitschr. f. Chir.*, 1897, t. XLVII, p. 211.

KOWALEWSKY (M[lle] Olga). — Relations de la Chimiotaxie et de la Leucocytose avec l'action antiphlogistique de certaines substances. *Th.*, Berne, 1896.

KRŒNLEIN (R. U.). — Historisch kritische Bemerkungen zum Thema der Wundbehandlung. *Arch. f. klin. Chir.* 1875. t. XVIII.

— Ueber Wundbehandlung in alter und neuer Zeit. Zurich, Meyer et Zeller, 1886.

KUMMEL. — Die Bedeutung der Luft und Kontakt infection fur die pratische Chirurgie. *Verhandlungen der deutschen Gesellschaft fur Chirurgie.* 1885, p. 140.

KUDRJASCHOW (A. S.). — Die feuchte Turunde und der feuchte Verband. *Wojenno medizinski shurnal*, juillet 1896. Analyse in *Jahresbericht ueber chirurgie*, 1896.

LANDERER. — Trockenes Wundverfahren. *Wiener Klinik.* 1890, nº 2. p. 41.

LANZ et FLACH. — Untersuchungen ueber die Sterilitæt aseptisch und antiseptisch behandelten Wunden unter aseptischen und antiseptischen Verbande. *Archiv. fur klin. Chir.* 1892, t. XLIV, p. 877.

LAUENSTEIN. — Untersuchungen ueber die Mœglichkeit die Haut. des zu operirenden Kranken zu desinficieren. *Archiv. f. klin. Chir.* 1896, t. LII, nº 1, p. 192.

LECLERC. — La chirurgie d'Abulcassis. Paris, J.-B. Baillère. 1861.

LE FORT (L.). — Le germe ferment et le germe contage. Paris, O. Doin, 1882.

LEVY. — *Baumgarten's Jahrberichte*, t. VIII, p. 12.

LOCKWOOD. — Report on aseptic and antiseptic surgical cases. *British medical Journal*, 27 janv. 1891.

LOMRY. — Ueber den antiseptischen Wert des Iodoforms in der Chirurgie. *Archiv. fur klin. Chir.* 1897, t. LIII, p. 787.

LUCAS-CHAMPIONNIÈRE. — Chirurgie antiseptique. Paris, 1880.

MALGAIGNE. — Chir. d'A. Paré. (Voir Paré.)

MARTHEN. — Experimentelle Untersuchungen ueber antisepsis bei Augenerkrankungen und die Bakteriologie der Konjunctivalsackes. *Beitræge zur Augenheilkunde*, 1895, t. II, nº 12. p. 105.

MAUREL. — Action comparée de l'iodoforme sur le staphylocoque blanc et les éléments figurés de notre sang. *Bulletin de Thérapeutique.* 1893, t. CXXV, p. 241.

Mellie. — Recherches sur le mode d'action du pansement ouaté. *Th.*, Paris, 1877.

Messner. — Experimentelle Studien ueber Wundbehandlung bei inficierten Wunden. *Central bl. f. Chir.*, 1894, *beilage.*

Michel. — Ueber die Wirkung des Staphylococcus pyogenes albus auf der Milch. *Th.*, Wurtzbourg, 1886.

Mickulicz. — Ueber Versuche die aseptische Wundbehandlung zu einer wirklich keimfreien Methode zu vervollkommen. *Deutsche medic. Wochensch.*, 1897, n° 26.

— Ueber die neuesten Bestrebungen die aseptische Wundbehandlung zu vervollkommen. *Archiv. f. klin. Chir.*, 1898, t. LVII, p. 243.

Miquel et Redard. — De la désinfection des instruments de chirurgie et des objets de pansement. *Revue de chirurgie*, 1888.

Muller. — Ueber die Desinfection der Schusswunden. *Th.*, Berne, 1895.

Neuber-Gaffky-Prahl. — Klinische, experimentelle und botanische studien ueber Bedeutung der Torfmulls als Verband material. *Archiv. f. klin. Chir.*, 1883, t. XXVIII.

Nicaise. — Voir Guy de Chauliac et Henri de Mondeville.

Nissen (F.). — Ein experimenteller Beitrag zur Frage der Milzbrand behandlung. *Deutsche med. Wochensch.* 1891, p. 1425.

Nœtzel (W.). — Ueber die Infection Granulierender Wunden. *Archiv. f. klin. Chir.*, 1897, t. LV, p. 543.

Nuttal. — Experimente ueber den bacterienfeindlichen Einfluss des thierischen Kœrpers. *Zeitschr. f. Hygiene.* 1888, t. IV, p. 353.

Ogata. — Ueber die bakterienfeindliche Substanz des Blutes. *Centrabl. f. Bakt.* 1891, t. X, p. 597.

Oribase. — Traduction Bussemaker et Daremberg. 6 vol. Paris, 1851-1876.

Pagel. — Wundbehandlung in Altherthum und Mittelalter. *Deutsche medicinal Zeitung*. 1891, n° 91, p. 1036.

— Die angebliche Chirurgie des Johannes Mesuë. Berlin, Hirschwaldt. 1893.

Paré (A.). — Traité de Chirurgie. *Edition Malgaigne*. Paris, J.-B. Baillère. 1840-41, 3 vol.

Pascale. — Medicatura del ferite. Riunione di superfici suppuranti. *X° Cong. de Soc. ital. de Chirurgia*, 26-29 oct. 1895. Analyse in *Jahresbericht ueber Chirurgie*, 1896.

Pasteur (L.). — La Théorie des germes et ses applications à la médecine et à la chirurgie. *Bull. de l'Ac. de méd.*, 1878, 2e série, t. viii, n° 18, p. 432, 453.

Paul d'Egine. — Traité de Chirurgie. Traduction de Briau. Paris, Masson, 1855.

Percy. — Article *Eau*, in *Dictionnaire des Sciences médicales*, t. x, p. 459.

Percy Evans. — Experiments of some antiseptics and desinfectants. *Guy's Hospital Reports*, 1890, t. xl. Analyse in *Centralbl. f. Chir.*, 1891, n° 50, p. 978.

Perrin (A.) — Du pansement par occlusion dans les plaies contuses des membres. *Th.*, Paris, 1865.

Petrequin. — La Chirurgie d'Hippocrate. Paris. 1877-78.

Pibrac. — Mémoire sur l'abus des sutures. *Mémoires de l'Académie royale de chirurgie*. Ed. Didot, 1774, t. ix, p. 1.

Pingaud. — Historique et critique de quelques méthodes nouvelles de pansements. *Gazette hebd. de méd.*, 1877. 2e sem., t. xiv, p. 502, 535.

Pomarel (L.). — De la guérison des plaies et de la réussite des opérations dans le Midi de la France. *Th.*, Paris 1850.

Preobrajensky. — Les bases physiques du traitement antiparasitaire des plaies. *Annales de l'Institut Pasteur*, septembre 1897. p. 699.

Probst (Th.). — Recherches sur l'infection des plaies par armes à feu. *Th.*, Berne, 1896.

Puel (G.). — L'action de l'air sur les plaies. Paris, 1876.

RANKE. — Die Bacterienvegetation unter dem Listerschen Verbande. *Zeitschrift f. chir.*, 1877, t. VII. p. 160.

— Ueber die antiseptische Wirksamkeit der Thymol gaze Verbandes. *Archiv. f. klin. Chir.* 1883, t. XXVIII, p. 445.

RECLUS P. — L'eau chaude en chirurgie. *Semaine médicale*, 1895, n° 56, p. 482.

— De la conservation systématique dans les traumatismes des membres. *Revue de chirurgie*. 1896. p. 1.

REICHEL. — Zur Ætiologie und Therapie der Eiterung. *Archiv. f. klin. Chir.*, 1895, t. XLIX, p. 564.

REMLINGER. — Les microbes de la peau humaine. *Médecine moderne*, 1890, n° 33, 35-37, p. 257, 265, 273.

RENAULT et BOULEY. — Recherche sur la morve et la clavelée. In Davaine. *Œuvres complètes*. Paris, 1890.

RIGGENBACH. — Ueber den Keimgehalt accidenteller Wunden. *Deutsche Zeitschrift f. Chir.*, 1897, t. XLVII, p. 32.

ROCHARD. — Article. Pansement in *Dictionnaire Jaccoud*, t. XXV, p. 729.

— Histoire de la chirurgie française au XIXe siècle. Paris J.-B. Baillière, 1875.

ROMBERG. — Die physikalischen und chemischen Eigenschaften unserer Verbandmittel als Maastabe ihrer Brauchbarkeit, etc. *Archiv. f. klin Chir.*, 1884, t. XXX.

RONTSCHEWSKY. — Ueber den Einfluss antiseptischer Mittel auf die Wundbehandlung (*en russe*). Analyse pr. E. Braatz in *Centralbl. f. Chir.*, 1892, n° 42.

SAMTER. — Die Prüfung der Hautdesinfection nach der antiseptischen Methode. *Archiv. für klin. Chir.*, 1896. t. LIII, p. 440.

SCHANJAWSKI. — Ueber desinfection frischer Wunden (*en russe*), analyse par Brunner in *Jahresbericht ueber Chir.*, 1897, p. 121.

SCHEUER. — Des pansements simplifiés. *Th.*, Strasbourg, 1851.

SCHIMMELBUSCH. — Die Durchführung der Asepsis in der Klinik des Hern Geheimrath von Bergmann in Berlin. *Archiv. f. klin. Chir.*, 1891, t. XLII, p. 123.

— Experimentelle Untersuchungen ueber Infection von Wunden. *Centralbl. f. Chir.*, 1894, Beilage.

— Ueber Desinfection septisch inficierter Wunden. *Fortschritt. der Med.*, 1895, p. 8 et 49.

SCHLANGE. — Ueber sterile Verbandung. *Verhandlungen der deutschen Gesellschaft f. Chir.* 1887. *XVI*e *Congress.*

SCHLOFFER (H.). — Ueber Wundsekret und Bacterien bei der Heilung per primam. *Archiv. fur klin. Chir.* 1898, t. LVII, p. 322.

SCHMIDT (W.). — Die Desinfectionskraft antiseptischer Steupulver und Bemerkungen ueber Fernwirkung des Iodoforms. *Centralbl. f. Bakteriologie.* 1897, t. XXII, p. 171.

SCHUCHARDT (B.). — Ueber Darstellung von chirurgischen Operationen und Verbænden aus dem Alterthum. *Archiv. f. klin. Chir*, 1884, t. XXX.

SCHULLER. — Ueber die Bacterien unter dem Listerschen Verbande. *Zeitsch. f. Chir.* 1877, t. VII, p. 503.

SCHWARZENBACH (F.). — Experimentelle Beitræge zur Frage der Infection von Schusswunden durch mitgerissenen Kleiderfetzen. *Th.*, Berne, 1896.

SENGER. — Ueber die Gefahren und Leistungsfæhigkeiten der modernen Wundbehandlung. *Berliner Klinik.* 1888, n° 6, p. 15.

SOCIN et GARRÉ. — Voir Garré.

SOUILHÉ. — Du pansement simple dans le traitement des plaies. *Th.*, Paris, 1876.

STÆHELI. — Ueber Mikroorganismen unter dem antiseptischen Zinckverbande. *Th.*, Bâle. 1886.

STCHEGOLEF. — Comment il faut interpréter l'action antiseptique de l'iodoforme. *Archives de médecine expérimentale et d'anatomie pathologique.* 1894, t. VI, p. 813.

STEINMETZ. — Beitrag zur Frage infizierter Wunden und feuchte Verbænden. *Deutsche Zeitsch. f. Chir.* 1895, t. XLI. p. 189.

Sternberg. — Das vierte Buch der angeblichen Chirurgie des Johannes Mesuë. *Th.*, Berlin, 1893.

Stumpf. — Die Verwendbarkeit des Thons als antiseptisches und aseptisches Verbandmittel. *Munchener medic. Wochensch.* 1898, n° 46, p. 1466.

Tavel. — Die Sterilitæt der antiseptisch verbandelten Wunden unter dem antiseptischem Verbande. *Correspondenz bl. f. Schweizer Aerzte.* 1892, t. xxii, n° 13.

— Ueber antiseptische Streupulver. *Centralbl. f. Bakteriologie.* 1897, n° 6-9.

— Recherches expérimentales sur l'infection et la désinfection des plaies par armes à feu. *Revue de Chirurgie*, 1899, p. 685.

Terrier. — L'Asepsie en Chirurgie. *Revue de Chirurgie.* 1895, t. v, p. 45.

Tillmanus. — Prœhistorische Chirurgie. *Archiv. f. klin. Chir.* 1883, t. xxviii.

Topinard (P.). — Quelques aperçus sur la Chirurgie anglaise. *Th.*, Paris, 1860.

Veillon A. — Recherches bactériologiques sur l'eczéma. *Annales de Dermatologie et de Syphiligraphie*, 1900. p. 683.

Watson Cheyne. — Chirurgie antiseptique. *Encyclopédie internat. de Chir.*, Paris, 1883.

Welch W. — Conditions underlying in the infection of wounds. *American Journal of the medical Sciences*, 1891, nov. Analyse in *Baumgarten's Jahrbericht*, 1892, p. 43.

Wœllfler. — Ueber die Methoden und Erfolge der Wundbehandlung. *Prager med. Wochensch.*, 1897, n° 35-37, p. 417.

Wolzendorf. — Die Feldchirurgie des Paracelsus. *Deutsche Zeitschrift f. praktische Medicin.*, 1876, p. 46.

— Der Aber und Wunderglauben in der Chirurgie fruheren Jahrzeiten. *Berliner klinische Wochensch.* 1877, p. 532. 625.

— Die locale Behandlung der frischen Wunden am. 15.16, 17. Jahrhundert. *Deutsche Zeitschrift. f. Chir.*, 1877, t. VIII, p. 261.

— Ueber die accidentellen Wundkrankheiten am. 16 und 17 Jahrhundert. *Deutsches Archiv für Geschichte der Medicin*, 1879, p. 23.

ZEIDLER. — Ueber aseptische Behandlung von Eiterungen. *Centralbl. f. Chir.*, 1895, n° 14, p. 345.

TABLE DES MATIÈRES

INTRODUCTION 5

PREMIÈRE PARTIE. — HISTORIQUE

CHAPITRE I. — LES PANSEMENTS DANS L'ANTIQUITÉ.... 9

Généralités 9

Epoque préhistorique 11

Les pansements en Orient et en Egypte 12

Les pansements en Grèce avant Hippocrate 13

Hippocrate 14

Celse 16

CHAPITRE II. — LES PANSEMENTS AU MOYEN AGE ET PENDANT LA RENAISSANCE 19

Les Arabes 19

Les écoles de Salerne et de Bologne 20

Les pansements au XIIIe siècle. — Henri de Mondeville 22

Les pansements au XIVe siècle. — Guy de Chauliac 24

Les pansements au XVIe siècle. — Ambroise Paré. 30

P. Franco 34

Paracelse 35

Le rôle de la superstition et des remèdes miraculeux, dans le traitement des plaies au moyen âge........ 39
Le pansement des plaies par armes à feu........ 41

CHAPITRE III. — Les pansements au XVIIe et XVIIIe siècle........ 46
Magati et les pansements rares........ 47
Belloste, Pibrac........ 47

CHAPITRE IV. — Les pansements pendant la première partie du XIXe siècle........ 50
Pansements au cérat........ 51
Pansements par occlusion........ 52
Pansements à l'eau........ 53
Pansements à l'alcool........ 54
Pansements désinfectants........ 55
Pansements ouverts........ 56

CHAPITRE V. — La méthode antiseptique........ 59
Pansement de Lister........ 60
Pansement ouaté d'A. Guérin........ 65
Les pansements aseptiques........ 66

IIe PARTIE. — ETUDES BACTÉRIOLOGIQUES

Division du sujet........ 71

CHAPITRE VI. — Examen bactériologique de la peau saine, intacte et après désinfection........ 72

CHAPITRE VII. — Examen bactériologique des plaies opératoires........ 83

CHAPITRE VIII. — Examen bactériologique des plaies accidentelles........ 98

IIIe PARTIE. — TRAITEMENT

CHAPITRE IX. — La puissance bactéricide des antiseptiques 107

CHAPITRE X. — La valeur et l'efficacité de la désinfection. Expériences sur les animaux 112

CHAPITRE XI. — Action des antiseptiques sur les tissus vivants 130

CHAPITRE XII. — Examen bactériologique des plaies humaines 136

CHAPITRE XIII. — Résultats de l'observation clinique 138

CHAPITRE XIV. — Les conditions physiques du pansement 142

CHAPITRE XV. — Le traitement moderne des plaies. 152

CONCLUSIONS 177

INDEX BIBLIOGRAPHIQUE 179

IMPRIMERIE F. DEVERDUN, BUZANÇAIS (INDRE).

A LA MÊME LIBRAIRIE :

IMPRIMERIE F. DEVERDUN, BUZANÇAIS (INDRE).

www.ingramcontent.com/pod-product-compliance
Lightning Source LLC
LaVergne TN
LVHW050411160826
845677LV00002BA/329

* 9 7 8 2 0 1 9 2 6 4 6 5 9 *